W0462192

Michael Földi
Roman Strößenreuther

Grundlagen der manuellen Lymphdrainage

Michael Földi
Roman Strößenreuther

Grundlagen der manuellen Lymphdrainage

Urban & Fischer Verlag
München • Jena

Zuschriften und Kritiken an:
Urban & Fischer Verlag, Lektorat Fachberufe, Karlstraße 45, 80333 München

Die Deutsche Bibliothek – CIP-Einheitsaufnahme

Földi, Michael:
Grundlagen der manuellen Lymphdrainage / Michael Földi ;
Roman Strößenreuther. - 2., überarb. Aufl. - München ; Jena :
Urban und Fischer, 2000
ISBN: 3-437-45361-0

Alle Rechte vorbehalten
2. überarbeitete Auflage 2000
© 2000 Urban & Fischer Verlag München • Jena

01 02 03 5 4 3 2

Das Werk einschließlich aller seiner Teile ist urheberrechtlich geschützt. Jede Verwertung außerhalb der engen Grenzen des Urheberrechtsgesetzes ist ohne Zustimmung des Verlages unzulässig und strafbar. Das gilt insbesondere für Vervielfältigungen, Übersetzungen, Mikroverfilmungen sowie die Einspeicherung und Verarbeitung in elektronischen Systemen.
Um den Textfluß nicht zu stören, wurde bei Patienten und Berufsbezeichnungen die grammatikalisch maskuline Form gewählt. Selbstverständlich sind in diesen Fällen immer Frauen und Männer gemeint.

Lektorat: Elisa Imbery
Herstellung: Detlef Mädje
Titelfotografie: Roman Strößenreuther
Umschlaggestaltung: prepress ulm GmbH, Ulm
Bildbearbeitung und Satz: Medienkontor Lübeck
Druck und Bindung: Bosch Druck, Landshut

Printed in Germany

ISBN 3-437-45361-0

Aktuelle Informationen finden Sie im Internet unter der Adresse:
http://www.urbanfischer.de

Geleitwort

Die manuelle Lymphdrainage hat in den letzten Jahren zunehmend an Bedeutung gewonnen. Sie gehört im Rahmen physiotherapeutischer Behandlungen zu den Heilmitteln mit dem höchsten Zuwachs an Verordnungen. Dies ist nicht zuletzt den wissenschaftlichen Untersuchungen zu verdanken, die nachweisen konnten, daß die manuelle Lymphdrainage besonders in Verbindung mit physiotherapeutischer Bewegungstherapie große Behandlungseffekte erzielt.

Diese Erfolge haben den Gesetzgeber veranlaßt, die manuelle Lymphdrainage als Unterrichtsfach in die neue Ausbildungs- und Prüfungsverordnung der Physiotherapeuten aufzunehmen. Die Autoren dieses Buches wirkten als Experten an der Gestaltung des Fachcurriculum »Manuelle Lymphdrainage« des ZVK zur Physiotherapeutenausbildung mit. Dies gewährleistet, daß die Inhalte des Buches und die im Curriculum formulierten Unterrichtsziele und -inhalte optimal aufeinander abgestimmt sind.

Es ist den Autoren gelungen, die komplizierte Physiologie und Pathophysiologie des Lymphsystems so klar und verständlich darzustellen, daß sich die Auswahl und Anwendung einzelner Maßnahmen aufgrund ihrer Wirkungsweisen logisch folgern lassen. Durch die klare Strukturierung nach pädagogischen Gesichtspunkten mit Erklärung des Sachverhaltes, ausführlicher Darstellung der Durchführung und anschließenden Verständnisfragen eignet sich dieses Buch sowohl als Lernhilfe für die Ausbildung als auch als Nachschlagewerk für Physiotherapeuten mit langjähriger Berufserfahrung.

Hannelore Güth

Zentralverband der Physiotherapeuten/Krankengymnasten (ZVK) e.V.

Geleitwort

Wissenschaft und Lehre haben der manuellen Lymphdrainage bereits seit 1973 einen festen Platz unter den physiotherapeutischen Behandlungsmethoden eingeräumt. Durch die Integration in die Berufsausbildung zum Masseur/med. Bademeister und zum Physiotherapeuten hat auch der Gesetzgeber im neuen Masseur- und Physiotherapeutengesetz von 1994 die manuelle Lymphdrainage als spezielle Methode der Massagelehre anerkannt.

Prof. Dr. Michael Földi und Dr. Roman Strößenreuther haben das vorliegende Lehrbuch sorgfältig an die neue Ausbildungs- und Prüfungsordnung und die für die Schulen verbindlichen Lehrpläne angepaßt. Hierdurch haben sie sowohl den Lehrkräften als auch den Schülern der physiotherapeutischen Berufsfachschulen ein geradezu ideales Lehrbuch für die Grundlagenvermittlung in der manuellen Lymphdrainage an die Hand gegeben. Dieses Buch trägt wesentlich dazu bei, die Qualität der physiotherapeutischen Ausbildung nachhaltig zu sichern.

Dies war möglich, weil beide Autoren ihre langjährigen wissenschaftlichen und praktischen Erfahrungen lehrer- und schülergerecht in das Lehrbuch einbringen konnten. Die klaren, wissenschaftlich gesicherten Grundlagen der Anatomie und Physiologie verbinden sich sinnvoll mit den Indikationen, Kontraindikationen und Wirkungen sowie dem daran anschließenden Behandlungsaufbau.

Ich bin sehr optimistisch, daß dieses Lehrbuch an den Berufsfachschulen zum Standardwerk wird und wünsche ihm viel Erfolg!

Bruno Blum

Präsident des Verbandes Physikalische Therapie (VPT) e.V.

Vorwort

Das vorliegende Kompendium wurde für Physiotherapie- und Massageschüler verfasst, da zu ihrem Unterrichtsstoff bei den »Sonderformen der Massagetherapie« unter anderem die manuelle Lymphdrainage (ML) gehört. Mit diesem Werk beabsichtigen die Autoren, die wissenschaftlichen Grundlagen und die Prinzipien der Technik der ML zu vermitteln. Die Praxis der komplexen physikalischen Entstauungstherapie (KPE), deren unabdingbarer Bestandteil die ML ist, sowie die zu dieser gehörende Krankheitslehre wird in Speziallehrgängen nach erfolgter Ausbildung zum Physiotherapeuten bzw. Masseur nach den Richtlinien der Spitzenverbände der Krankenkassen von qualifizierten Ärzten und Fachlehrern unterrichtet.

Bei der Erörterung der wissenschaftlichen Grundlagen der ML setzen wir aus dem Bereich der Anatomie und Histologie die Kenntnisse des Herz-Kreislauf-Systems voraus.

Diese Propädeutik befähigt die Absolventen nicht, Patienten mit der KPE zu behandeln, lediglich traumatische Ödeme sollen sie mit ML behandeln können. Es gehört nicht in den Aufgabenbereich der Physiotherapeuten und Masseure, Ödempatienten zu beraten, wie dies als »Lernziel« in einem Bundesland geplant worden ist.

Die Autoren möchten Frau Elisa Imbery, Lektorin, und Herrn Detlef Mädje, Herstellung, sowie der Grafikerin Frau Susanne Adler und Medienkontor Lübeck für das Layout und den Satz ihren Dank aussprechen.

Prof. Dr. med. M. Földi Dr. med. R.H.K. Strößenreuther

Wegweiser

Warum Sie mit diesem Buch effektiv lernen können

Die Bände der Gelben Reihe werden speziell für den Physiotherapie-Unterricht erstellt. Die Auswahl der Themen richtet sich nach der Ausbildungs- und Prüfungsverordnung für Physiotherapeuten und Masseure/medizinische Bademeister. Neben der kurzen und übersichtlichen Darstellung des jeweiligen Faches haben wir gezielte Hilfen für das Lernen und Wiederholen erarbeitet:

- Die Sprache des Textes ist klar und leicht verständlich.
- Kurze Sätze und Stichworte in der Randleiste wiederholen wichtige Fakten und Definitionen aus dem Text.
- Zahlreiche Abbildungen erhöhen die Anschaulichkeit und das Verständnis von schwierigen Zusammenhängen.
- Übungsfragen am Ende der Abschnitte helfen Ihnen, das Verständnis des Gelesenen zu überprüfen.
  Die Antworten auf die Fragen finden Sie anhand der Ziffern (z.B. ❼) im Text.
- Hinweise auf den therapeutischen Bezug stellen die Verbindung von der Krankheitslehre zur Praxis her.
- Wiederkehrende Symbole erleichtern die Orientierung im Text.

Die Symbole und ihre Bedeutung

hebt die Tips für die Praxis hervor

! Merke — Diese Kästen enthalten besonders wichtige Hinweise

kennzeichnet erläuternde Beispiele

? — Übungsfragen am Ende der Kapitel

Abkürzungsverzeichnis

☞	siehe (Verweis)
BKD	Blutkapillardruck
euD	effektiver ultrafiltrierender Druck
erD	effektiver resorbierender Druck
ID	Interstitieller Druck
KOD_I	kolloidosmotischer Druck im Gewebe
KOD_P	kolloidosmotischer Druck im Blutplasma

Inhaltsverzeichnis

1 Anatomie des Lymphgefäßsystems

1.1 Das Lymphgefäßsystem 1
1.2 Lymphknoten und Lymphregionen 8
1.3 Wichtige Lymphknotengruppen und ihre Tributargebiete 15

2 Gewebsflüssigkeit und Lymphe

2.1 Der Flüssigkeitsaustausch zwischen Blut u. Gewebe 19
2.2 Die Zirkulation der Eiweißmoleküle 28

3 Lymphbildung und Lymphströmung: Die »physiologische Lymphdrainage«

3.1 Die Lymphbildung 31
3.2 Der Lymphtransport 38
3.3 Die Sicherheitsventilfunktion d. Lymphgefäßsystems 42
3.4 Die erhöhte lymphpflichtige Wasserlast 44

4 Die Insuffizienz des Lymphgefäßsystems

4.1 Die Hochvolumeninsuffizienz 47
4.2 Die Niedrigvolumeninsuffizienz 49
4.3 Die Sicherheitsventilinsuffizienz 51

5 Die Wirkung von Massage auf Lymphbildung und Lymphangiomotorik

5.1 Massage und Lymphbildung 55
5.2 Massage und Lymphtransport 56

6 Die Grundprinzipien der manuellen Lymphdrainage

6.1 Die Griffe 59
6.2 Die Durchführung der manuellen Lymphdrainage 61
6.3 Kontraindikationen der manuellen Lymphdrainage 63
6.4 Griffreihenfolgen für die verschiedenen Behandlungsgebiete 65

7 Die Behandlung der Halslymphknoten und ihrer Tributargebiete

7.1 Die Behandlung des Halses und der Schulterregion 67
7.2 Die Behandlung von Hinterhaupt und Nacken 70
7.3 Die Behandlung des Gesichtes 72
7.4 Die Mundinnendrainage 75

8 Die Behandlung der Achsellymphknoten und ihrer Tributargebiete

8.1 Die »Brustbehandlung« 77
8.2 Die »Rückenbehandlung« 79
8.3 Die Behandlung des Armes 81

9 Die Behandlung der großen Lymphstämme im Körperinneren

9.1 Die Bauchtiefbehandlung 85
9.2 Ersatzgriffe für die Bauchtiefdrainage 89

10 Die Behandlung der Leistenlymphknoten und ihrer Tributargebiete

10.1 Behandlung der Leistenlymphknoten 91
10.2 Die Bauchdeckenbehandlung 93
10.3 Die Behandlung der Lendenregion 94
10.4 Die Beinbehandlung 96

11 Komplexe Physikalische Entstauungstherapie – KPE 99

Index 105

1 Anatomie des Lymphgefäßsystems

Wichtige Aufgaben des Lymphgefäßsystems sind Drainage und Abtransport von Gewebeflüssigkeit.

Das Lymphgefäßsystem ist Bestandteil des **lymphatischen Systems**, zu dem außerdem noch die lymphatischen Organe gehören (Thymus, Milz, Tonsillen etc.). Wichtigste Aufgaben der Lymphgefäße sind **Drainage und Abtransport von Gewebsflüssigkeit** und verschiedenen darin enthaltenen Stoffen in den venösen Blutkreislauf.

Die Dünndarmlymphgefäße sind außerdem für die Aufnahme und den Transport von Nahrungsfetten aus dem Darm zuständig. Zusätzlich ist das lymphatische System ein wichtiger Bestandteil der Immunabwehr.

Ziel der **manuellen Lymphdrainage** und der **komplexen physikalischen Entstauungstherapie** (KPE) ist, einen gestörten Lymphabfluß zu verbessern oder wiederherzustellen. Um diese Therapiemethoden erfolgreich anzuwenden, ist es wichtig, Anatomie, Physiologie und Pathophysiologie des Lymphgefäßsystems genau zu kennen.

1.1 Das Lymphgefäßsystem

Das Lymphgefäßsystem ist ein Drainagesystem. Es transportiert Lymphe in den venösen Blutkreislauf. Wie in den Venen sorgen auch in den größeren Lymphgefäßen Taschenklappen für einen gerichteten Flüssigkeitsstrom.

Anders als die Blutgefäße sind Lymphgefäße
- nicht Bestandteil eines geschlossenen Kreislaufsystems

❶ Obwohl die Lymphgefäße weitgehend parallel zu den Venen verlaufen und auch ähnlich aufgebaut sind, unterscheiden sich Blut- und Lymphgefäßsystem in einigen wichtigen Punkten:

- **Kein geschlossener Kreislauf:** Im Gegensatz zum Blutkreislauf bilden die Lymphgefäße nur einen Halbkreis-

- ohne eine mit dem Herzen vergleichbare »zentrale Pumpe«
- mit zwischengeschalteten Lymphknoten ausgestattet.

lauf. Sie beginnen in der Peripherie mit den sog. initialen Lymphgefäßen (Lymphkapillaren) und münden schließlich in die großen Gefäße des venösen Kreislaufs.

Keine »zentrale Pumpe«: Im Blutgefäßsystem funktioniert das Herz als Antrieb für den großen und den kleinen Kreislauf. Es befördert das Blut über die Arterien bis ins Kapillarbett und über das Venensystem zurück ins rechte Herz. Im Kapillarbett kommt es zum Stoffaustausch und zu Flüssigkeitsverschiebungen zwischen Blut und Gewebe. Die Lymphgefäße transportieren die Lymphe dagegen in erster Linie durch eigene aktive Pumpbewegungen (☞ 3.2). Eine »zentrale Pumpe« gibt es nicht.

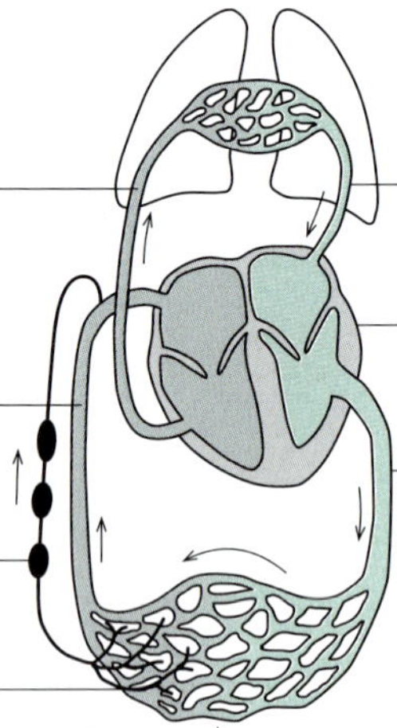

Abb. 1.1
Blutkreislauf und Lymphgefäßsystem
[C 155]

Kein durchgehender Gefäßverlauf: Im Verlauf der größeren Lymphgefäße sind immer wieder Lymphknoten als »Filterstationen« (☞ 1.2) zwischengeschaltet.

! Merke

Es gibt aber auch Übereinstimmungen zwischen Lymph- und Blutgefäßsystem. Z. B. wird der Lymphtransport von den gleichen Faktoren gefördert, die auch den venösen Rückstrom begünstigen: Atmungsbewegungen, arterielle Pulswellen, Muskel- und Gelenkpumpen wirken sowohl auf die Venen als auch auf die Lymphgefäße.

❷ Das Lymphgefäßsystem gliedert sich in vier Abschnitte. Diese unterscheiden sich sowohl in der Größe der Gefäße als auch in ihrer Funktion: Die **Lymphkapillaren** dienen der Lymphbildung, **Kollektoren** und **Lymphstämme** sind aktive Transportgefäße. **Präkollektoren** nehmen funktionell betrachtet eine Mittelstellung zwischen Kapillaren und Kollektoren ein.

Lymphkapillaren (initiale Lymphgefäße)

Hauptmerkmale der Lymphkapillaren:

- Beginn mit fingerförmigen Ausstülpungen im Gewebe
- Öffnen und Schließen ist je nach Bedarf möglich
- Größerer Durchmesser als Blutkapillaren
- Keine Klappen im Gefäßinnern
- Bilden ein den gesamten Körper überziehendes klappenloses Gefäßnetz.

Die **Lymphkapillaren** bilden ein feinmaschiges, den Körper netzartig überziehendes, klappenloses Gefäßsystem. Im lockeren Bindegewebe von Haut und Schleimhäuten liegen sie dicht bei den Blutkapillaren. Zwischen Blut- und Lymphkapillaren verlaufen die sog. **prälymphatischen Kanäle.** In diesen Bindegewebskanälen fließt die Flüssigkeit zu den initialen Lymphgefäßen hin.

Lymphkapillaren besitzen keine Klappen, so daß die Lymphe in alle Richtungen fließen kann. Während die Haargefäße des Blutkreislaufs oft so eng sind, daß ein rotes Blutkörperchen nur mit Mühe hindurchgleiten kann, ist der Durchmesser der Lymphkapillaren viel größer. Sie beginnen mit fingerförmigen Ausstülpungen im Gewebe und können sich je nach Bedarf für die Gewebeflüssigkeit öffnen und schließen (☞ 3.1).

! Merke

❸ Die freie Beweglichkeit der Lymphe im Kapillarnetz ermöglicht es dem Therapeuten, bei der manuellen Lymphdrainage überschüssige Flüssigkeit zu therapeutischen Zwecken in eine erwünschte Richtung zu verschieben.

Nach einer operativen Entfernung der Leistenlymphknoten kann ein Lymphödem der Beine, der äußeren Genitalien und des dazugehörigen Rumpfanteils entstehen. Die Ödemflüssigkeit wird dann mit Drainage-Griffen in den prälymphatischen Kanälen und im klappenlosen Kapillarnetz in die benachbarten gesunden Regionen verschoben (☞ 6.2).

Präkollektoren

Präkollektoren nehmen eine funktionelle Mittelstellung zwischen Lymphkapillare und Kollektor ein.

Die Präkollektoren schließen sich an die Lymphkapillaren an. Funktionell betrachtet nehmen diese Gefäße eine Mittelstellung zwischen Kapillaren und Kollektoren ein. Einerseits besitzen sie Abschnitte, in denen – wie in den Lymphkapillaren – Gewebeflüssigkeit resorbiert wird. Andererseits transportieren sie auch Lymphe zu den Kollektoren: In manchen Wandanteilen findet man schon vereinzelte glatte Muskelzellen und Klappen (☞ 3.2).

Kollektoren

Ähnlichkeiten zwischen Lymphkollektoren und venösen Blutgefäßen:

- Dreischichtiger Wandaufbau

Die Kollektoren sind die eigentlichen Transportgefäße der Lymphe und haben einen Durchmesser von etwa 0,5–2 mm. Sie weisen wie venöse Gefäße Klappen an den Gefäßinnenwänden auf. Auch im Aufbau der Gefäßwand ähneln die Kollektoren den Venen:

- **Tunica intima** (innere Schicht) aus Endothelzellen und einer Basalmembran
- **Tunica media** (mittlere Schicht) aus glatten Muskelzellen
- **Tunica externa** oder Adventitia (äußere Schicht) aus lockerem kollagenem Bindegewebe.

- Paarig angeordnete, passiv funktionierende Klappen
- Durch Kontraktion des Lymphangions wird die Lymphe vorangetrieben.

Die Klappen der Kollektoren sind vorwiegend paarig angeordnet und funktionieren rein passiv. Sie verhindern das Zurückfließen der Lymphe und garantieren einen zentralwärts gerichteten Lymphstrom. Der Abstand zwischen zwei Klappen beträgt etwa das drei- bis zehnfache des Gefäßdurchmessers. So findet man in den Kollektoren etwa alle 0,6–2 cm, im großen Ductus thoracicus (Abb. 1.2) dagegen etwa alle 6–10 cm eine Klappe.

Den Abschnitt zwischen zwei Klappen nennt man **Lymphangion.** Durch Kontraktion dieses Abschnitts wird die Lymphe vorangetrieben (☞ 3.2).

Einteilung der Kollektoren je nach Lokalisation:
- Oberflächliche Kollektoren
- Tiefe Kollektoren

❹ Je nach Lage unterscheidet man oberflächige, tiefe und Eingeweidekollektoren.

- Die **oberflächigen Kollektoren** liegen im Unterhautfettgewebe und drainieren Haut und Subkutis. Ihre Drainagegebiete entsprechen in etwa denen der parallel verlaufenden Hautvenen. Die einzelnen Kollekto-

- Eingeweidekollektoren

ren verlaufen relativ geradlinig und sind durch zahlreiche Anastomosenäste miteinander verbunden. Bei Unterbrechung eines Kollektors kann die Lymphe deshalb leicht in andere Lymphgefäße umgeleitet und ein Stau vermieden werden.

Die subfascial gelegenen **tiefen Kollektoren** der Extremitäten und des Rumpfes haben meist einen etwas größeren Durchmesser als die oberflächigen Gefäße. Sie drainieren die zugehörigen Muskeln, Gelenke und Bänder. In der Regel verlaufen sie innerhalb einer gemeinsamen Gefäßscheide mit den tiefen Arterien und Venen.

Die **Eingeweidekollektoren** verlaufen zumeist parallel zu den zugehörigen Organarterien.

Wie die Venen stehen oberflächige und tiefe Kollektoren über sog. Perforansgefäße (Querverbindungen, welche die Faszien perforieren) miteinander in Verbindung. Anders als bei den Venen ist der Flüssigkeitsstrom jedoch meist von der Tiefe zur Oberfläche gerichtet.

! Merke

Am Arm und am Bein verlaufen die Kollektoren im wesentlichen parallel zur Extremität, am Rumpf findet sich ein »sternförmiger« Verlauf hin zu den Achsel- und Leistenlymphknoten.

Lymphstämme

Die Lymphstämme münden in den venösen Blutkreislauf.

Die größten Lymphgefäße nennt man **Lymphstämme** (Trunci lymphatici). Diese zentralen Lymphgefäße nehmen die Lymphe aus den inneren Organen, den Extremitäten und den dazugehörigen Rumpfanteilen (Rumpfquadranten) auf. Sie münden in den venösen Blutkreislauf.

Die Lymphstämme der unteren Körperhälfte

❺ Die Lymphe aus den unteren Extremitäten und den dazugehörigen Rumpfquadranten wird vom **Truncus lumbalis dexter** und vom **Truncus lumbalis sinister** aufgenommen. Diese beiden Lendenlymphstämme vereinigen sich zusammen mit dem **Truncus (gastro-) intestinalis** zum **Ductus thoracicus.**

Der etwa 40 cm lange Ductus thoracicus (»Milchbrustgang«) ist der größte Lymphstamm des Körpers. Er hat einen Durchmesser von etwa 2–5 mm. Man unterscheidet einen Bauch-, Brust- und Halsteil. In den Brustabschnitt münden unter anderem die Interkostallymphgefäße. Der Bauchteil des Ductus thoracicus beginnt mit einer sackartigen Erweiterung, der **Cisterna chyli.** Sie liegt unterhalb des Zwerchfells (etwa in Höhe des 1. Lendenwirbels) zwischen hinterem Bauchfell und Wirbelsäule (Abb. 1.2).

Der Truncus (gastro-) intestinalis transportiert die Lymphe der Darmeingeweide. Diese Darmlymphe ist durch den Gehalt an Fetten nach einer Mahlzeit milchig-trübe und verleiht der Cisterna chyli ihren Namen: Die milchig-trübe Lymphe des Dünndarmes heißt **Chylus.** Auf Grund der milchigen Trübung nach einer fettreichen Mahlzeit sowie seines anatomischen Verlaufs heißt der Ductus thoracicus auch Milchbrustgang.

Die Lymphstämme der oberen Körperhälfte

Drei Lymphstämme für die Lymphe der oberen Körperhälfte:
- Truncus jugularis
- Truncus subclavius
- Truncus bronchomediastinalis.

Die Lymphe der oberen Körperhälfte wird von drei zentralen Lymphstämmen aufgenommen:

- **Truncus jugularis** (drainiert die Lymphknoten der Kopf- und Halsregion)
- **Truncus subclavius** (Abfluß von den axillären Lymphknoten, nimmt Lymphe aus dem oberen Rumpfquadranten und dem Arm auf)
- **Truncus bronchomediastinalis** (befördert unter anderem Lymphe aus den Bronchien, der Lunge und dem Mediastinum).

Auf der **rechten** Seite vereinigen sich diese drei Lymphstämme zu einem gemeinsamen dicken Endstamm, dem **Ductus lymphaticus dexter.** Die drei Lymphstämme der linken Körperhälfte münden in den **Ductus thoracicus.**

Die **Vena jugularis interna** und die **Vena subclavia** vereinigen sich hinter dem Schlüsselbein zur großen Vena brachiocephalica.

Die Vereinigungsstelle von Vena jugularis interna und Vena subclavia heißt Venenwinkel.

❻ Die Vereinigungsstelle der beiden Venen wird als **Venenwinkel** (Angulus venosus) bezeichnet. An dieser Stelle münden der Ductus lymphaticus dexter und der Ductus thoracicus ins venöse System.

! Merke

Die Lymphe der **unteren Körperhälfte** (»alles unter dem Zwerchfell«), sowie des **linken oberen Körperviertels** wird über den Ductus thoracicus in den **linken Venenwinkel** geleitet. Das **rechte obere Körperviertel** wird vom Ductus lymphaticus dexter in den **rechten Venenwinkel** drainiert.

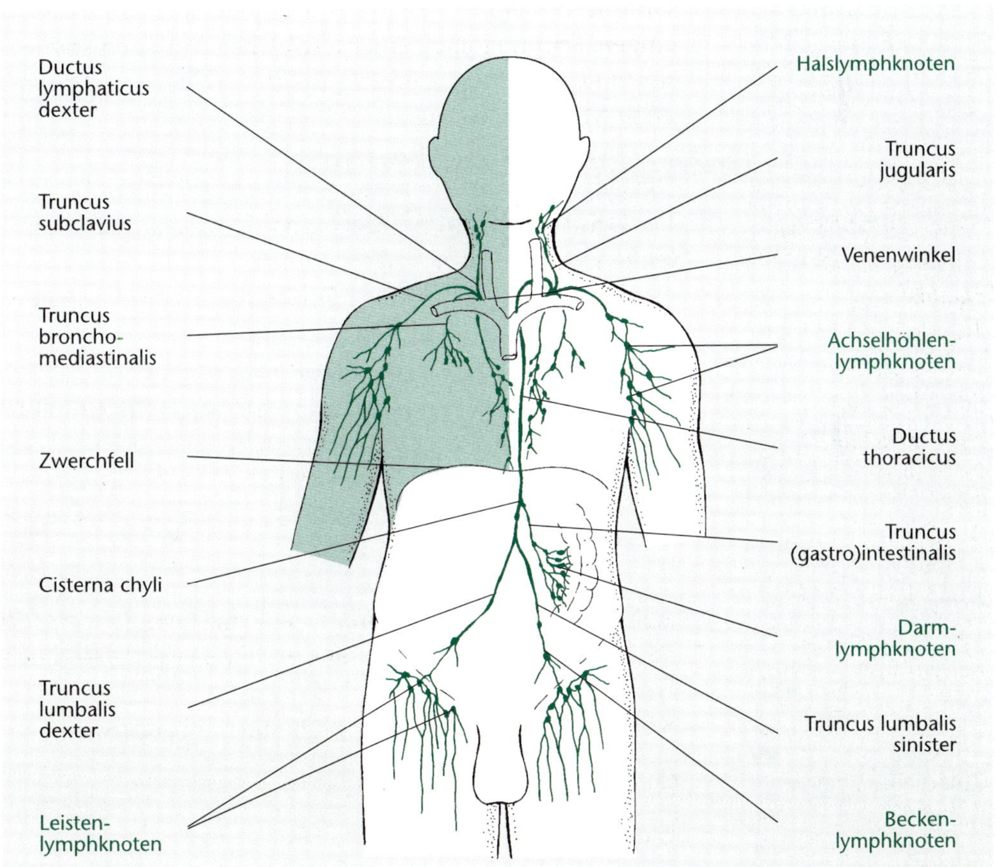

Abb. 1.2
Die wichtigsten Lymphstämme des Körpers und ihre Drainagegebiete [L 190]

? Mündliche Prüfungsfragen

❶ Worin unterscheidet sich das Lymphgefäßsystem vom Blutgefäßsystem?

❷ In welche verschiedenen Abschnitte wird das Lymphgefäßsystem eingeteilt?

❸ Welche Bedeutung hat das klappenlose Lymphkapillarnetz im Falle einer Ödembildung?

❹ Welche verschiedenen Kollektorenarten gibt es und wo liegen sie?

❺ Wo vereinigen sich die Lymphstämme aus der unteren Körperhälfte?

❻ Wie heißen die Einmündungsstellen der Lymphstämme in den venösen Blutkreislauf?

1.2 Lymphknoten und Lymphregionen

Der Mensch hat 600–700 Lymphknoten (*Nodus lymphaticus*, Nl. oder *Lymphonodus*, Ln.) mit einem Gesamtgewicht von etwa 100 g. Ein Großteil davon befindet sich im Bereich der Baucheingeweide. Aber auch im Kopf- und Halsbereich finden sich sehr viele Lymphknoten.

Aufbau und Funktion der Lymphknoten

Merkmale eines Lymphknoten:
- Bohnenfömig
- 2–30 mm lang
- Straffe Bindegewebskapsel
- Zellnetzwerk im Inneren.

Lymphknoten sind zwischen 2 und 30 mm lang und werden meist als bohnen- oder nierenförmig beschrieben. Im Innern der von einer straffen Bindegewebskapsel umschlossenen Knoten befindet sich ein engmaschiges Netzwerk.

Lymphknoten funktionieren als Filterstationen.

❶ Stoffwechselabbauprodukte, Fremdkörper und Krankheitserreger können dort von verschiedenen Zellen aufgenommen werden. Die Lymphknoten funktionieren als Filter; sie sind im Lymphgefäßsystem als »Reinigungsstationen« zwischengeschaltet und kommen in Gruppen oder als Knotenketten entlang der Blutgefäße vor.

Oft werden die Lymphknoten nach diesen benachbarten Gefäßen benannt. So haben z.B. die Lnn. iliacales interni et externi (innere und äußere Beckenlymphknoten, ☞ 1.3) ihre Namen von den Arteriae iliacae internae et externae (inneren und äußeren Beckenarterien). Die Bezeichnung der Lymphknoten gibt also gleichzeitig ihre Lage an.

Normalerweise sind Lymphknoten nicht tastbar.

❷ Da die Lymphknoten meist in Fettgewebe eingebettet sind, kann man sie in der Regel nicht tasten. Vergrößerte, deutlich palpierbare Lymphknoten sind stets verdächtig. Oft ist nur ein Entzündungsprozeß im Drainagegebiet des Knotens Ursache der Vergrößerung; eine Lymphknotenschwellung kann aber auch ein Hinweis auf eine bösartige Erkrankung sein. Bei schlanken, sportlichen Personen sind allerdings die Leistenlymphknoten meist gut tastbar, da hier die Oberschenkelfaszie eine feste Unterlage bildet und die Lymphknoten bei Druck nicht in die Tiefe ausweichen können.

Bei vergrößerten Lymphknoten muß der Therapeut immer Rücksprache mit dem Arzt halten.

Lymphknoten haben mehr zuführende als ableitende Lymphbahnen.

Über mehrere zuführende Gefäße (Vasa afferentia) strömt die Lymphe in das filterartige Maschenwerk des Knoteninneren. Am sogenannten Hilus des Knotens verlassen die ableitenden Lymphgefäße (Vasa efferentia) den Lymphonodus. Ihre Anzahl ist deutlich geringer als die Zahl der zuleitenden Lymphbahnen (Vasa afferentia). Auch ist das Gesamtkaliber aller efferenten Lymphgefäße kleiner als dasjenige aller afferenter. Der Hilus ist auch die Eintrittsstelle für die Venen und Arterien des Lymphknotens.

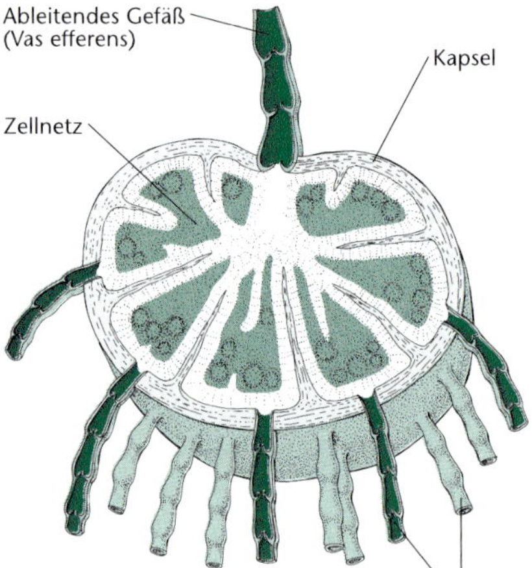

Abb. 1.3
Lymphknoten mit efferenten und afferenten Lymphbahnen [L 190]

Die Lymphregionen

Jeder Lymphknoten erhält Lymphe aus einem bestimmten Tributargebiet.

❸ Jeder Lymphknoten ist für die Lymphe aus einer bestimmten Region zuständig. Diese Region bezeichnet man als **Tributargebiet** des Lymphknotens. So sind z.B. die Achselhöhlenlymphknoten die **regionären Lymphknoten** für den Arm, die Brustdrüse und den oberen Rumpfquadranten; das Bein, die Genitalien und der untere Rumpfquadrant gehören wiederum zum Tributargebiet der Leistenlymphknoten. Lymphe aus mehreren Regionen strömt schließlich in überregionäre, sogenannte **Sammellymphknoten.**

Bei Kenntnis der Anatomie kann aus dem Befund eines vergrößerten bzw. schmerzhaften Lymphknotens auf den Ort eines möglichen Entzündungsherdes geschlossen werden: Eine schmerzhafte Schwellung der Lnn. submandibulares (☞ 1.3) könnte so beispielsweise auf einen vereiterten Backenzahn hinweisen.

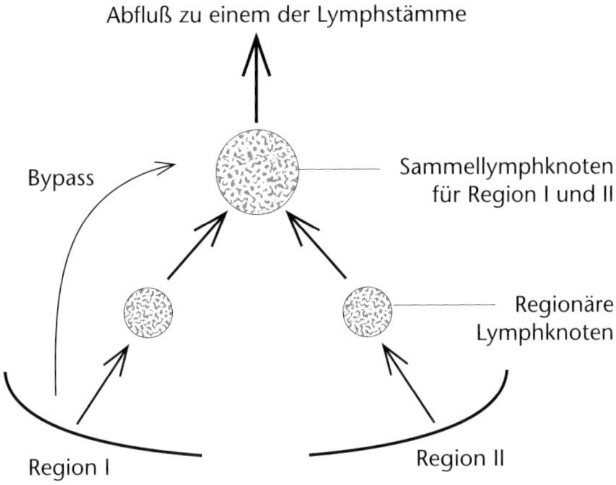

Abb. 1.4
Schematische Darstellung der regionalen Einteilung des Lymphgefäßsystems durch regionale und überregionale Knoten [M 122]

In einem Lymphknoten können sich Krankheitskeime oder Metastasen aus dem Tributargebiet ansiedeln.

Die Lymphknoten spielen allerdings auch bei der Ausbreitung von Krebserkrankungen eine Rolle: In den regionären Lymphknoten kann es zu Absiedelungen (Metastasen) bösartiger, im Tributargebiet gelegener Tumoren kommen (z.B. in den Achselhöhlenlymphknoten bei Brustkrebs). Metastasen können die regionalen Lymphknoten aber auch über einen »Bypass« umgehen. Sie gelangen dann direkt zu den nachgeschalteten Sammelknoten (Abb. 1.4).

Wichtig ist auch, daß die Lymphknoten zwar als einzelne anatomische Gruppen definiert werden, aufgrund ihrer kettengliederartigen Hintereinanderschaltung aber auch gemeinsame Aufgaben haben können: So sind z.B. die Beckenlymphknoten regionäre Lymphknoten der Prostata oder Gebärmutter (Uterus). Bei einem Prostata- oder einem Uteruskarzinom kann man so z.B. Metastasen in den Beckenlymphknoten finden. Werden diese im Rahmen einer Krebstherapie entfernt und/oder bestrahlt, kann ein Lymphödem der Beine und des unteren Rumpfquadranten entstehen, da die für diese Region zuständigen Lymphknoten in der Leiste nicht mehr fähig sind, ihre Lymphe zu den Beckenlymphknoten (= übergeordnete Sammellymphknoten) weiterzutransportieren.

In der manuellen Lymphdrainage sind diese Zusammenhänge von großer Bedeutung: So ist einleuchtend, daß es keinen Sinn hat, die Leistenlymphknoten zu behandeln, wenn als Folge einer operativen Entfernung der Beckenlymphknoten ein Beinödem aufgetreten ist.

Die lymphatischen Wasserscheiden

Die Tributargebiete sind durch lymphatische Wasserscheiden voneinander getrennt.

❹ Die Tributargebiete der einzelnen Lymphknotengruppen sind durch lymphgefäßarme Zonen voneinander getrennt. Diese Zonen heißen **lymphatische Wasserscheiden.** In Höhe des Bauchnabels verläuft je eine Wasserscheide waagrecht und eine senkrecht zur Körpermittelachse. So entstehen am Rumpf vier Lymphterritorien: Je zwei unter- und zwei oberhalb des Nabels. Die Kollektoren des Rumpfes entspringen an diesen Wasserscheiden und verlaufen sternförmig (radiär) von den Wasserscheiden weg zu den regionären Lymphknoten, also den Leisten- und Achselhöhlenlymphknoten.

Lymphatische Wasserscheiden sind keine unüberwindlichen Schranken.

❺ Diese lymphatischen Wasserscheiden sind jedoch keine unüberwindlichen Barrieren zwischen den einzelnen Rumpfquadranten. Einerseits überzieht das klappenlose Lymphkapillarnetz den gesamten Körper (☞ 1.1) und überbrückt so diese Trennlinien. Zum anderen findet man auch bei den größeren Lymphgefäßen der Rumpfwand an bestimmten Stellen Verbindungen zu den Kollektoren der angrenzenden Territorien. Die oberen Rumpfquadranten (Brustkorbregion) sind beispielsweise ventral im Bereich des Brustbeins und dorsal zwischen den Schulterblättern miteinander verbunden (☞ Abb. 1.5). Außerdem werden die lymphatischen Wasserscheiden auch von den prälymphatischen Kanälen (☞ 1.1) überbrückt. Diese prälymphatischen Kanäle verbinden Blut- und Lymphkapillaren miteinander; sie verlaufen entlang von Bindegewebsfasern im Gewebe.

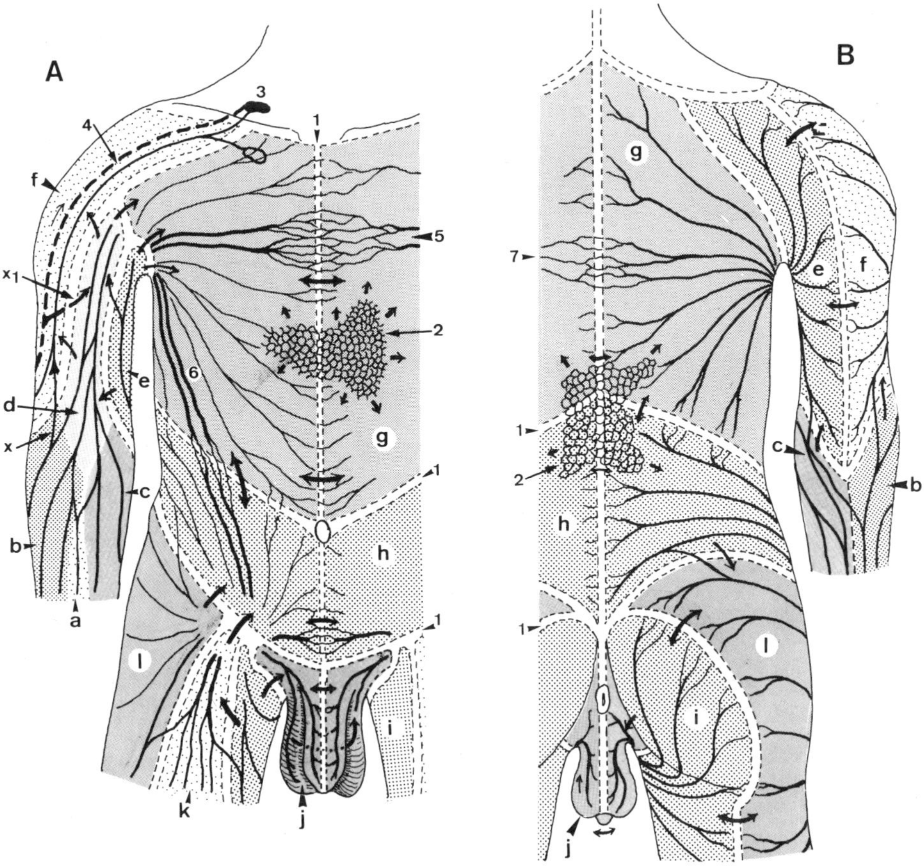

Abb. 1.5

Ventrale **(A)** und dorsale **(B)** Hautterritorien des Rumpfes mit den angrenzenden Territorien der Extremitäten (Pfeile markieren die mögliche Drainagegewebe nach Lymphadenektomie) **1** Lymphatische Wasserscheiden an den Territoriumsgrenzen **2** Kutanes Lymphgefäßnetz **3** Supraklavikulärer Lymphknoten **4** Laterales Oberarmbündel (Langer Typ: durchgezogene Linie, kurzer Typ: gestrichelte Linie **5** Ventrale interaxilläre Anastomosenwege **6** Axilloinguinale Anastomosenwege **7** Dorsale interaxilläre Anastomosen

a Mittleres Unterarmterritorium **b** Territorium des radialen Bündels **c** Ulnares Unterarmterritorium **d** Mittleres Oberarmterritorium **e** Dorsomediales Oberarmterritorium **f** Dorsolaterales Oberarmterritorium mit Deltoid-Bündel **g** Oberes Rumpfterritorium **h** Unteres Rumpfterritorium **i** Dorsomediales Oberschenkelterritorium **j** Territorium der äußeren Genitalien und des Dammes **k** Territorium des ventromedialen Bündels **l** Dorsolaterales Oberschenkelterritorium **x, x_1** Anastomosenäste [M 124]

Müssen bei einer Brustkrebsbehandlung die Achselhöhlenlymphknoten der betroffenen Seite entfernt werden, kann es zu einem Lymphödem des zugehörigen Armes und Rumpfquadranten kommen. Die anfallenden lymphpflichtigen Lasten (☞ 2.1) können durch manuelle Lymphdrainage entweder über das Kapillarnetz und die prälymphatischen Kanäle oder über die Verbindungsgefäße in angrenzende Gebiete mit intakten Lymphknoten befördert werden, in diesem Fall in das Territorium der gegenüberliegenden Achselhöhlenlymphknoten und der gleichseitigen Leistenlymphknoten.

? Mündliche Prüfungsfragen

1. Welche Aufgaben haben die Lymphknoten?
2. Warum sind die meisten Lymphknoten normalerweise nicht tastbar?
3. Was versteht man unter einem Tributargebiet?
4. Was ist eine »lymphatische Wasserscheide«?
5. Wie kann die Lymphe die Trennlinien zwischen den Tributargebieten überwinden?

1.3 Wichtige Lymphknotengruppen und ihre Tributargebiete

Lymphknoten	Tributargebiet
Lnn. axillares Achselhöhlenlymphknoten (können noch in verschiedene Untergruppen unterteilt werden)	Arm und Schultergürtel, oberer Rumpfquadrant (Haut, Brustmuskel), Brustdrüse
Lnn. cubitales Ellenbeugenlymphknoten	Haut über ulnarem Anteil von Hand und Unterarm; Gelenke, Bänder, Knochen und Muskeln des Unterarmes
Lnn. parasternales neben (und unter) dem Brustbein gelegene Lymphknoten	mediale Anteile der Brustdrüse, Brustwand und obere Anteile der vorderen Bauchwand, Brustfell
Lnn. submentales unter dem Kinn gelegene Lymphknoten	Kinnregion und Unterlippe (mittlerer Anteil), Zungenspitze und vordere Anteile der Mundbodenschleimhaut, untere Schneidezähne und das zugehörige Zahnfleisch
Lnn. submandibulares unter dem Unterkiefer gelegene Lymphknoten	restliche Zähne und Zahnfleisch, Zungenkörper und Mundboden mit den dort gelegenen Speicheldrüsen, Gaumen; Haut und Schleimhaut der Lippen und Wangen; Nase, »Tränensäcke«, mediales Drittel des Oberlides und der Bindehaut
Lnn. occipitales Hinterhauptslymphknoten	Hinterhaupt und obere Anteile des Nackens; Nackenmuskulatur (können auch bei Affektionen der Rachenmandeln anschwellen)
Lnn. retroauriculares hinter dem Ohr gelegene Lymphknoten	Hinterfläche der Ohrmuschel, Haut über dem Warzenfortsatz (z.T. auch die Cellulae mastoideae); Kopfhaut im Bereich der Scheitelzone (»Kopfhörerzone«)
Lnn. präauriculares vor dem Ohr gelegene Lymphknoten	Vorderfläche der Ohrmuschel, Haut der Stirn- und Schläfenregion, äußerer Teil der Augenlider und der Bindehaut
Lnn. parotidei Ohrspeicheldrüsenlymphknoten	äußerer Gehörgang und Paukenhöhle, Ohrspeicheldrüse, Verbindungen mit den Lnn. prä- et retroauriculares

...Fortsetzung

Lymphknoten	Tributargebiet
Lnn. cervicales superiores (laterales et anteriores) obere (äußere u. vordere) Halslymphknoten	Zuflüsse von allen Kopf- und Halslymphknoten; es gibt oberflächliche (Lnn. c. superficiales) und tiefe Lnn. cervicales (Lnn. c. profundi)
Lnn. supraclaviculares Lnn. cervicales inferior (»grand central station« oder »Terminus« nach VODDER) über dem Schlüsselbein gelegene Lymphknoten oder untere Halslymphknoten	Sammellymphknoten für die gesamte Hals- und Kopfregion; Schultergürtel oberhalb der Schlüsselbeine und Schulterblattgräten, kraniale Anteile der Brustdrüse; Schilddrüse, Teile der Luft- und Speiseröhre. Über Querverbindungen mit den am Venenwinkel einmündenden Lymphstämmen können sich dort Metastasen »weit entfernter« Organe ansiedeln (z.B. bei Magenkrebs in der linken Schlüsselbeingrube) (sog. »Virchowsche Drüse«)
Lnn. lumbales Lendenlymphknoten	Sammellymphknoten der Lnn. iliacales; Hoden/Eierstöcke, Fundus et Corpus uteri, Nieren und Nebennieren. Abfluß über die Trunci lumbales zur Cisterna chyli
Lnn. iliacales externi et interni äußere und innere Beckenlymphknoten	Lymphe von den Lnn. inguinales, Harnblase. Sammellymphknoten für die Beckenorgane (Prostata, Samenleiter und -bläschen, Gebärmutter, obere Anteile der Scheide – die Einzugsgebiete der Lnn. iliacales interni et externi lassen sich nicht genau trennen)
Lnn. iliacales communes	Sammellymphknoten für die Lnn. iliacales interni et externi; Beckenwand, Gesäßmuskulatur, ebenfalls Sammellymphknoten für die Beckenorgane
Lnn. inguinales superficiales oberflächliche Leistenlymphknoten	Haut und Subcutis der unteren Körperhälfte (unterhalb des Nabels bzw. der unteren transversalen Wasserscheide), äußere Genitalien, Lenden- und Gesäßregion, Damm
Lnn. inguinales profundi tiefe Leistenlymphknoten (können eingeteilt werden in einen Tractus horizontalis und einen Tractus verticalis, das sog. »Leistenlymphknoten-T«)	Lymphe aus den Lnn. inguinales sup., Muskeln, Gelenke, Bänder, Faszien und Periost der Beine, Lymphe aus den Lnn. poplitei; unteres Drittel der Scheide, Tubenwinkel der Gebärmutter (über das runde Mutterband, Lig. teres uteri)
Lnn. poplitei Kniekehlenlymphknoten	Dorso-laterales Fuß- und Unterschenkelbündel, Knieregion, tiefe Schichten von Fuß und Unterschenkel

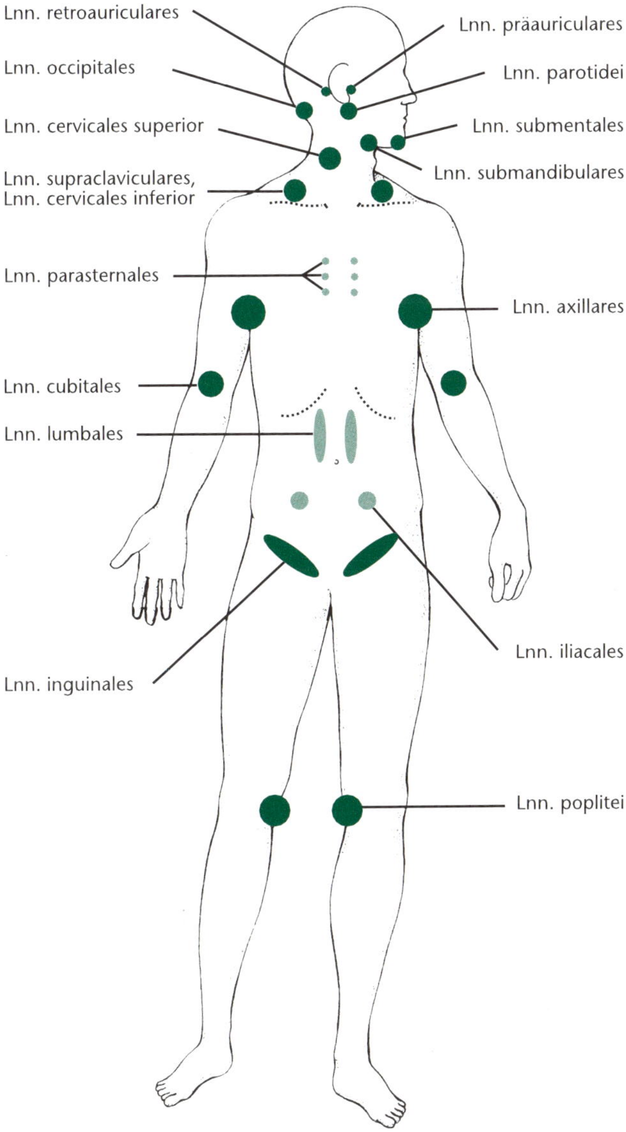

Abb. 1.6
Die Lokalisation der wichtigsten Lymphknotengruppen [L 190]

2 Gewebsflüssigkeit und Lymphe

Lymphe wird aus Gewebsflüssigkeit gebildet.

Die Lymphe entsteht aus interstitieller Flüssigkeit (»Gewebsflüssigkeit«). Die interstitielle Flüssigkeit befindet sich außerhalb der Blutkapillaren zwischen den Zellen (im »Interstitium«). Sie stammt aus dem Blut. Jeden Tag werden ca. 20 l Flüssigkeit vom Blut in das Gewebe abgegeben und ca. 16–18 l wieder vom Blut aus dem Gewebe aufgenommen. Aus den restlichen 2–4 l wird die Lymphe gebildet.

2.1 Der Flüssigkeitsaustausch zwischen Blut und Gewebe

Der Austausch der Flüssigkeit zwischen den Blutkapillaren und dem Gewebe erfolgt durch verschiedene Mechanismen. Durch diesen Flüssigkeitsaustausch werden die Gewebe mit Nährstoffen versorgt und Stoffwechselabfälle abtransportiert. Um die Funktion und die Bedeutung des Lymphgefäßsystems für das Flüssigkeitsgleichgewicht zwischen Blutkapillare und Gewebe zu verstehen, müssen zunächst die einzelnen Austauschvorgänge bekannt sein.

Diffusion

Diffusion: Stoffe wandern entlang eines Konzentrationsgefälles durch die Gefäßwand.

Die Wand der Blutkapillare ist für manche Stoffe **weitgehend durchlässig** (permeabel), besonders für Wasser, Salze und Gase. So kann ein ständiger **Konzentrationsausgleich** zwischen Blut und Gewebe stattfinden. Die Stoffe wandern vom Ort der höheren zu dem der niedrigeren Konzentration. Dieser Konzentrationsunterschied wird als **Konzentrationsgefälle** bezeichnet. Wasser und wasserlösliche Substanzen **diffundieren** so im Bereich der gesamten Blutkapillarfläche durch die Spalten zwischen den Endothelzellen (interendotheliale Junktionen). Fettlösliche Stoffe können die Endothelzellen selbst durchdringen.

Allerdings kann die Diffusion nicht völlig ungehindert ablaufen. Obwohl die Blutkapillarwand für Wasser und wasserlösliche Substanzen durchlässig ist, behindert sie doch etwas den Durchtritt der einzelnen Partikel, weil diese beim Passieren der Gefäßwand immer wieder »anstoßen«.

Osmose und osmotischer Druck

Osmose (Spezialfall der Diffusion): eine semipermeable Membran erlaubt die Diffusion des Wassers und verhindert diejenige des größeren Moleküls. Durch den einseitigen Konzentrationsausgleich entsteht der osmotische Druck.

In einen Behälter, der durch eine **halbdurchlässige** (semipermeable) Membran unterteilt ist, füllt man jeweils die gleiche Menge Wasser und Zuckerlösung. Die Membran ist für Wassermoleküle vollständig durchlässig, für die größeren Zuckermoleküle jedoch undurchlässig. Der Wasserspiegel in dem Gefäßteil mit Zuckerlösung steigt an. Dies geschieht, weil die Wassermoleküle aus dem wassergefüllten Behälteranteil (dort ist die Wasserkonzentration höher) in den Teil des Behälters mit der Zuckerlösung hinüberdiffundieren, in dem die Wasserkonzentration niedriger ist. Die Zuckermoleküle dagegen können ihren Teil des Behälters nicht verlassen.

Eine solche »Einbahn-Diffusion«, bei der ein Stoffaustausch nur in eine Richtung stattfinden kann, nennt man **Osmose.**

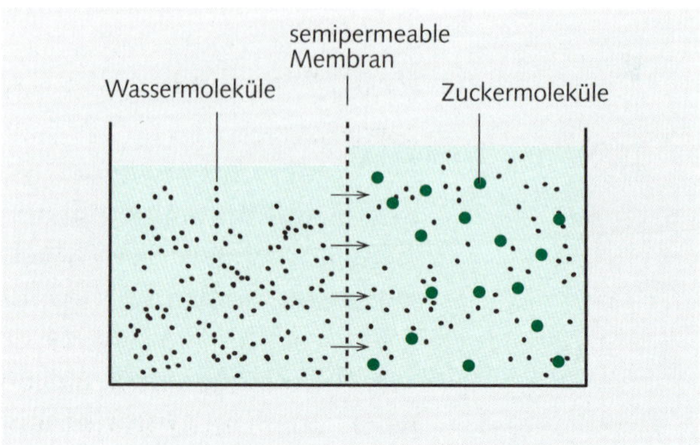

Abb. 2.1 Diffusion der Wassermoleküle entlang eines Konzentrationsgefälles bei der Osmose. Der Gehalt an Wassermolekülen im rechten Behälterteil nimmt zu, so daß dort der Wasserpegel ansteigt. Da die großen Zuckermoleküle die semipermeable Membran nicht durchdringen können, kann kein Ausgleich des Zuckerkonzentrationsgefälles von rechts nach links stattfinden. [L 157]

! Merke

Man kann sich vorstellen, daß sich bei der Osmose die Zuckermoleküle den Wassermolekülen gegenüber so verhalten, wie ein Magnet sich Metallspänen gegenüber verhält.

Durch das Ansteigen der Flüssigkeitsmenge erhöht sich natürlich auch der Bodendruck, den die Flüssigkeit in dem Behälter mit Zuckerlösung ausübt. Diesen Druck, der durch die Konzentration von Molekülen in einer Lösung bestimmt wird, nennt man **osmotischen Druck.** Je mehr (Zucker-)Moleküle sich in der Lösung befinden, desto mehr Wasser wird in das Gefäß hinübergezogen; desto höher ist der osmotische Druck.

Kolloidosmose und kolloidosmotischer Druck

❶ Man unterteilt einen Behälter durch eine solche semipermeable Membran, die für Wassermoleküle vollständig durchlässig, für die riesigen Eiweißmoleküle jedoch vollständig undurchlässig ist. Füllt man in die eine Hälfte des Behälters Wasser, in die andere eine Eiweißlösung, so kommt es zur sog. **Kolloidosmose** (Eiweiß = Kolloid). Natürlich entsteht auch hierbei ein osmotischer Druck. Der osmotische Druck, der durch die Wasserbindung der Eiweißmoleküle entsteht, wird als **kolloid-osmotischer Druck** bezeichnet. Er spielt beim Flüssigkeitsaustausch zwischen Blut und Gewebe eine große Rolle.

Der osmotische Druck, der durch eine einseitige Konzentration von Eiweißmolekülen entsteht, heißt kolloidosmotischer Druck.

Ultrafiltration

Bei der Ultrafiltration wird der kolloidosmotische Druck durch mechanischen Druck überwunden.

❷ Es ist möglich, den kolloidosmotischen Druck durch einen mechanischen Druck zu überwinden. So kann in einer eiweißhaltigen Lösung Wasser von den Eiweißmolekülen getrennt und durch eine semipermeable Membran getrieben werden, wenn der aufgewendete Druck größer ist als die Wasserbindungskraft der Eiweißmoleküle.
Auf eine verschlossene Druckflasche wird ein Filter gesetzt. Die Öffnung dieses Filters ist durch eine semipermeable, für Eiweißmoleküle undurchlässige Membran verschlossen. In den Filter wird eine Eiweißlösung gefüllt. Übt man nun mit einem Druckkolben einen mechanischen Druck auf die Eiweißlösung aus, der größer ist als der kolloidosmotische Druck der Eiweißmoleküle, so tritt Wasser aus dem Filter aus und tropft in die Flasche. Der Druck des

Kolbens ist stärker als die Kraft, mit der das Eiweiß das Wasser festhält; die Wassermoleküle werden von den Eiweißmolekülen losgerissen und durch die semipermeable Membran getrieben. Dieser Vorgang heißt **Ultrafiltration.**

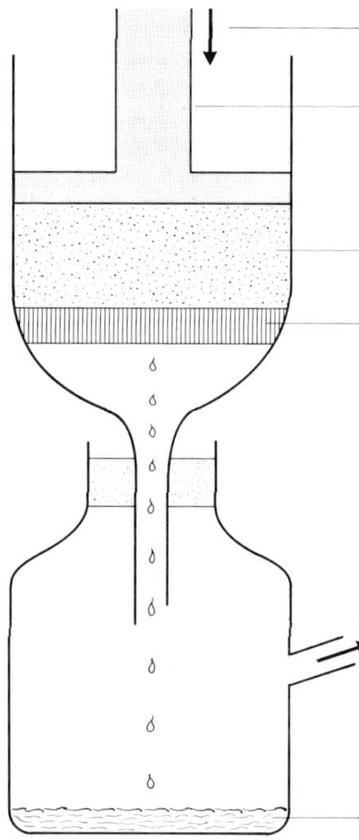

Abb. 2.2
Druck- und Vakuumultrafiltration (dabei erzeugt man in der Flasche einen subathmosphärischen Druck mit einer H_2O-Strahlpumpe) [M 150]

! Merke

Für eine Ultrafiltration müssen immer mechanische Kräfte aufgewendet werden, die den kolloidosmotischen Druck überwinden.

Ultrafiltration zwischen Blutkapillare und Gewebe

Das Blutplasma hat einen Eiweißgehalt von etwa 7g %. Die Eiweißmoleküle des Blutplasmas heißen Plasmaproteine; sie binden natürlich wie alle Eiweißmoleküle Wasser und üben einen kolloidosmotischen Druck aus.

❸ Die Wand der Blutkapillare ist für Eiweißmoleküle weitgehend undurchlässig. Sie stellt also eine semipermeable Membran dar. Auch in der Blutkapillare kann Wasser durch Druckeinwirkung von den Plasmaproteinen ge-

Der Blutkapillardruck ist die treibende Kraft für die Ultrafiltration von Flüssigkeit aus der Blutkapillare ins Gewebe.

löst und durch die semipermeable Gefäßwand ins Gewebe gepreßt werden. Der hierfür erforderliche mechanische Druck wird vom Herzen erzeugt: In der Kapillare herrscht – wie in allen anderen Blutgefäßen – ein durch die Schubkraft des Herzens erzeugter Blutdruck, der sog. **Blutkapillardruck (BKD).** Dieser Blutkapillardruck ist bestrebt, Wasser von den Eiweißmolekülen zu trennen und aus der Kapillare zu pressen.
Es ist üblich, die Blutkapillare in einen arteriellen und einen venösen Schenkel zu unterteilen. Auf dem Weg aus dem arteriellen in den venösen Kreislauf nimmt der Blutdruck kontinuierlich ab. Das Blut gelangt mit einem Druck von ca. 30 mmHg aus den präkapillären Arteriolen in die Kapillaren. Wenn es diese wieder verläßt und in die postkapilläre Venole weiterfließt, beträgt der Druck in der Fußrückenvene eines liegenden Menschen nur noch ca. 8 mmHg.

Effektiver ultrafiltrierender Druck

Auch im Interstitium befindet sich Flüssigkeit. Diese Gewebeflüssigkeit übt natürlich ebenfalls einen Druck aus, den sog. **interstitiellen Druck** (**ID**) oder Gewebedruck. Der interstitielle Druck stemmt sich gegen die Ultrafiltration, die durch den Blutkapillardruck betrieben wird. Entsprechend kann nur dann Wasser aus dem Blutgefäß ultrafiltriert werden, wenn BKD größer ist als ID, weil sonst der ultrafiltrierende Druck durch den Gewebedruck aufgehoben würde. Für die Ultrafiltration ist letztendlich der Druck verantwortlich, der nicht mehr vom interstitiellen Druck ausgeglichen werden kann:

- Der **Blutkapillardruck** (**BKD**) preßt Wasser aus dem Gefäß hinaus: Er wirkt ultrafiltrierend
- Der **interstitielle Druck** oder **Gewebedruck** (**ID**) ist dem Druck in der Kapillare entgegengerichtet: Er wirkt gegen die Ultrafiltration.

Der letztendlich für die Ultrafiltration verantwortliche Druck wird als **effektiver ultrafiltrierender Druck** (**euD**) bezeichnet. Er läßt sich errechnen, indem vom Blutkapillardruck der Gewebedruck abgezogen wird:

BKD - ID = effektiver ultrafiltrierender Druck

$$euD = BKD - ID$$

Resorption

Resorption: Wiedereintritt von Flüssigkeit in die Blutkapillare.

Die Plasmaproteine in der Blutbahn sind ständig bestrebt, das im Blut enthaltene Wasser festzuhalten. Darüber hinaus ziehen sie Wasser aus dem umliegenden Gewebe in die Kapillare, wenn es die herrschenden Druckverhältnisse zulassen. Durch diese sog. **Resorption** (resorbere: lat. aufschlürfen) wird ein großer Teil der Flüssigkeit, die aus dem Blut ins Gewebe austritt, wieder in die Blutbahn zurückgeholt. Die treibende Kraft bei diesem Vorgang ist der **kolloidosmotische Druck der Plasmaproteine im Blut** (KOD_P).

Effektiver resorbierender Druck

Der kolloidosmotische Druck im Interstitium ist geringer als der im Blut.

Die Wand der Blutkapillare ist nicht vollständig undurchlässig für Eiweißmoleküle. Einigen Plasmaproteinen gelingt es, sie zu durchdringen. Die Folge ist, daß es auch in der Gewebeflüssigkeit Eiweißmoleküle gibt. Allerdings ist dort die Eiweißkonzentration immer sehr viel niedriger als im Blut. Entsprechend ist auch der kolloidosmotische Druck im Interstitium (KOD_I) deutlich geringer als der im Blut.

❹ Die Kraft, mit der die Eiweißmoleküle im Blut Wasser in der Kapillare festhalten bzw. es wieder in das Blutgefäß hineinziehen, wird durch den kolloidosmotischen Druck im Gewebe geschmälert.

- Der **kolloidosmotische Druck im Blut** KOD_P »saugt« Wasser ins Blutgefäß: Er fördert die Resorption.
- Der **kolloidosmotische Druck im Gewebe** KOD_I hält Wasser im Interstitium fest: Er behindert die Resorption.

Die Kraft, die schließlich für die Resorption verantwortlich ist, wird als **effektiver resorbierender Druck** (erD) bezeichnet. Er läßt sich berechnen, indem man den kolloidosmotischen Druck im Interstitium vom kolloidosmotischen Druck im Blut abzieht:

$KOD_P - KOD_I$ = effektiver resorbierender Druck

$$erD = KOD_P - KOD_I$$

Bei manchen Nierenerkrankungen wird viel Eiweiß mit dem Urin ausgeschieden. Dadurch fällt die Eiweißkonzentration im Blut ab (Hypoproteinämie). Als Folge dieses Eiweißverlustes sinkt der kolloidosmotische Druck im Blut, während der kolloidosmotische Druck im Gewebe konstant bleibt. Entsprechend wird der effektive resorbierende Druck geringer. Dies kann ein Ödem zur Folge haben. (☞ 3.3).

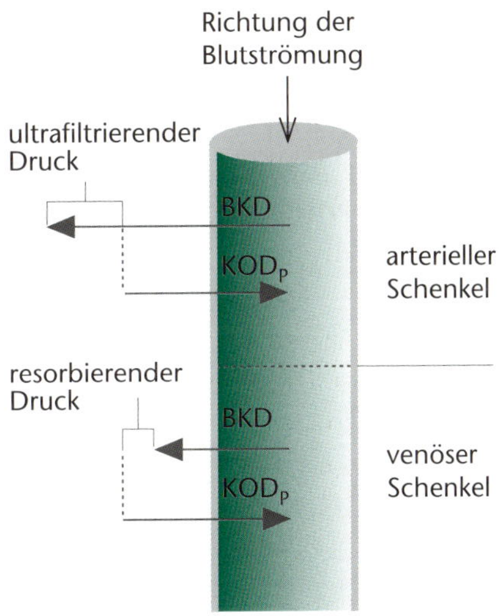

Abb. 2.3
Schematische Darstellung der ultrafiltrierenden und resorbierenden Kräfte im arteriellen und im venösen Kapillarschenkel. Die verschiedenen Drücke sind durch Pfeile (Vektoren) dargestellt. Die Länge der Pfeile entspricht der Stärke des jeweiligen Drucks. Aus dem Unterschied zwischen den herrschenden Drücken ergibt sich jeweils eine Ultrafiltration oder eine Resorption
[C 155/L 157]

Die STARLINGsche Hypothese

Der effektive ultrafiltrierende Druck und der effektive resorbierende Druck stehen annähernd in einem **Gleichgewicht.** STARLING beschrieb diese Zusammenhänge erstmals:

- Im arteriellen Kapillarschenkel wird Flüssigkeit ultrafiltriert.

Im **arteriellen Schenkel der Blutkapillaren** ist der Blutdruck höher als der kolloidosmotische Druck. Deshalb ist der effektive ultrafiltrierende Druck in diesem Bereich höher als der effektive resorbierende Druck, und es tritt Flüssigkeit ins Gewebe aus.

- Im venösen Kapillarschenkel wird Flüssigkeit resorbiert.

Im **venösen Schenkel der Blutkapillaren** ist der Blutdruck niedriger als der kolloidosmotische Druck. Damit ist der effektive resorbierende Druck höher als der effektive ultrafiltrierende Druck. Deshalb kann hier Flüssigkeit dem »Zug« der Eiweißmoleküle folgen und in die Kapillare zurückströmen.

Der effektive ultrafiltrierende Druck ist im arteriellen Schenkel der Blutkapillare höher als der effektive resorbierende Druck. Blutwasser wird deshalb aus der Blutkapillare in das umliegende Gewebe ultrafiltriert. Ein Anstieg des Blutkapillardrucks, wie dies z.B. bei der chronischen Beinveneninsuffizienz der Fall ist, führt also zu einer vermehrten Ultrafiltration und damit zu einer größeren Flüssigkeitsmenge im Interstitium. Wenn diese zusätzliche Flüssigkeit nicht vom Lymphgefäßsystem abtransportiert würde, entstünde ein Ödem. Wird nun der Gewebedruck erhöht, z.B. durch Anlegen einer Kompressionsbandage, strömt weniger Flüssigkeit ins Gewebe, das Ödem wird verhindert.

Bruttoultrafiltrat und Nettoultrafiltrat

Das Bruttoultrafiltrat ist diegesamte aus dem Blut ultrafiltrierte Flüssigkeitsmenge.

Täglich werden ca. 20 l Flüssigkeit aus dem Blut ultrafiltriert. Diese Flüssigkeitsmenge wird als **Bruttoultrafiltrat** bezeichnet. Ultrafiltration und Resorption gleichen einander jedoch nicht vollständig aus, nur ca. 90 % des Bruttoultrafiltrats werden wieder resorbiert. Das sog. **STARLINGsche Gleichgewicht** ist also nicht vollkommen.

Das Nettoultrafiltrat ist der Anteil an ultrafiltrierter Flüssigkeit, der nicht resorbiert wird. Es muß über die Lymphgefäße aus dem Gewebe abtransportiert werden.

❺ Die zunächst im Gewebe zurückbleibenden restlichen 10 % der ultrafiltrierten Flüssigkeit nennt man **Nettoultrafiltrat.** Das Nettoultrafiltrat ist die Flüssigkeitsmenge, die über die Lymphbahnen abtransportiert werden muß. Sie heißt daher auch **lymphpflichtige Wasserlast.**

! Merke

Das Nettoultrafiltrat entspricht der Differenz von Bruttoultrafiltrat und resorbierter Flüssigkeit.

Jede Veränderung einer der vier Kräfte – BKD, ID, KOD und KODp – wirkt sich auf das STARLINGsche Gleichgewicht aus:

Das Nettoultrafiltrat wird größer, wenn
- BKD steigt
- ID sinkt
- KOD_I steigt
- KOD_P sinkt.

Das Nettoultrafiltrat wird größer, wenn (bei unverändertem effektiven resorbierenden Druck) der effektive ultrafiltrierende Druck ansteigt. Dies geschieht, wenn
- der Blutkapillardruck zunimmt (**BKD wird größer**), z.B. bei venösem Rückstau (☞ 4.3)
- der Gewebedruck sinkt (**ID wird kleiner**), z.B. bei einer akuten Entzündung.

Das Nettoultrafiltrat steigt ebenfalls, wenn bei unverändertem effektivem ultrafiltrierendem Druck der effektive resorbierende Druck sinkt. Dies ist der Fall, wenn
- der kolloidosmotische Druck im Gewebe steigt (**KOD_I wird größer**), z.B. bei einer akuten Entzündung
- der kolloidosmotische Druck im Blut abnimmt (**KOD_P wird kleiner**), z.B. bei krankhafter Eiweißausscheidung im Urin.

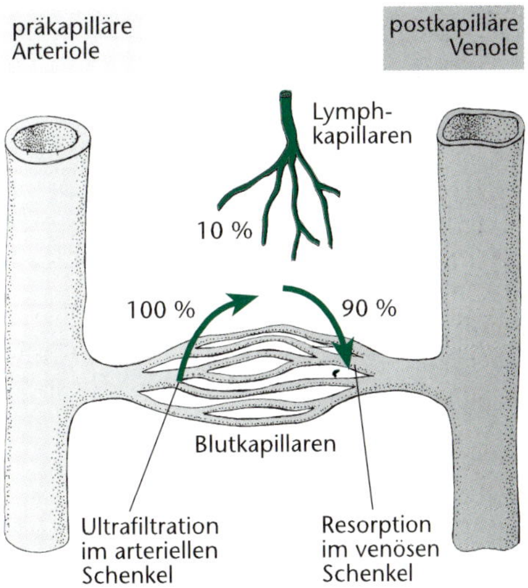

Abb. 2.4
Ultrafiltration und Resorption im arteriellen und im venösen Kapillarschenkel [L 190]

? **Mündliche Prüfungsfragen**

❶ Was versteht man unter dem kolloidosmotischen Druck?
❷ Wie beeinflußt der Blutkapillardruck die Ultrafiltration?
❸ Welche Druckkräfte sind entscheidend für die Resorption?
❹ Warum wird normalerweise im arteriellen Schenkel Flüssigkeit ultrafiltriert und im venösen Schenkel resorbiert?
❺ Was versteht man unter Nettoultrafiltrat?

2.2 Die Zirkulation der Eiweißmoleküle

Der Eiweißaustritt aus der Blutkapillare

Die Wand der Blutkapillaren ist Plasmaproteinmolekülen gegenüber nicht vollständig undurchlässig (☞ 2.1): Einige Eiweißmoleküle gelangen mit dem Ultrafiltrat ins Gewebe. Darüberhinaus treten ständig auch Proteinmoleküle durch Diffusion aus der Blutbahn aus.

Eiweißmoleküle dienen als Vehikel für lebenswichtige Stoffe.

❶ Der physiologische Eiweißaustritt aus dem Blut ins Gewebe ist u. a. wegen der sog. **Vehikelfunktion** der Eiweißkörper des Blutplasmas von großer Bedeutung: Die Plasmaproteine dienen als Transportmittel (Vehikel) für eine große Zahl lebenswichtiger Stoffe. Diese Substanzen werden von Eiweißmolekülen gebunden und wandern mit ihnen aus der Blutbahn zu den Körperzellen.

! **Merke**

Bei einer akuten Entzündung werden die Wände der Kapillaren und der anschließenden venösen Gefäße (Venolen) durchlässiger für Eiweißmoleküle: Die Zahl der Eiweißmoleküle im Gewebe steigt und der kolloidosmotische Druck im Interstitium nimmt zu (☞ 2.1).

Eiweißmoleküle können nicht aus eigener Kraft aus dem Gewebe in die Blutbahn zurückkehren.

❷ In jedem Fall befinden sich wesentlich weniger Plasmaproteine in der Gewebeflüssigkeit als im Blut. Darum können die Eiweißmoleküle auch nicht spontan in die Blutbahn zurückkehren: Sie können die Gefäßwand nur durch Diffusion – also entlang eines Konzentrationsgefälles – passieren. Eine Diffusion kann aber niemals »bergauf«, also gegen das Konzentrationsgefälle verlaufen (☞ 2.1). Da es keine Drüse gibt, die die Plasmaproteine aktiv zurück in die Kapillare schleust, können sie nicht durch die Gefäßwand ins Blutgefäß zurückkehren.

Der Rücktransport der Eiweißmoleküle aus dem Gewebe

Der Rücktransport der Eiweißmoleküle ist die wichtigste Aufgabe des Lymphgefäßsystems.

❸ Es ist jedoch sehr wichtig, daß die Eiweißmoleküle aus dem Interstitium in die Blutbahn zurückgelangen. Im Laufe von 24 Stunden verläßt mehr als die Hälfte der im Blut befindlichen Eiweißmasse die Blutbahn. Würden diese Moleküle nicht in den Blutkreislauf zurückkehren, so wäre die Wasserbindung des Blutes stark herabgesetzt: ein tödlicher hypovolämischer Schock wäre die Folge. Da ein Rücktransport durch Diffusion nicht möglich ist, müssen die Plasmaproteine auf anderem Wege ins Blut zurückgeführt werden. Hierin besteht die wichtigste Aufgabe des Lymphgefäßsystems.

❹ Das Lymphgefäßsystem funktioniert dabei als **Zirkulationsorgan:** Es nimmt die Eiweißmoleküle aus der Gewebsflüssigkeit auf und führt sie dem venösen Kreislauf direkt wieder zu (☞ 1.1). Ist das Lymphgefäßsystem nicht in der Lage, diese Aufgabe zu meistern, so kann das Eiweiß, das weiterhin aus den Blutkapillaren ins Gewebe austritt, nicht mehr ins Blut zurückgelangen: Der kolloidosmotische Druck im Gewebe steigt und das STARLINGsche Gleichgewicht wird gestört. Es gibt kein anderes Organ, das diesen lebenswichtigen Rücktransport übernehmen kann. Deshalb bezeichnen wir alles außerhalb der Blutgefäße befindliche Eiweiß als **lymphpflichtige Eiweißlast.** Dazu gehören auch Protein-Hormone sowie vom Arzt ins Gewebe injiziertes Eiweiß.

? Mündliche Prüfungsfragen

❶ Wozu müssen Eiweißmoleküle die Blutbahn verlassen?

❷ Warum können Plasmaproteine nicht direkt ins Blutgefäß zurückkehren?

❸ Weshalb müssen die Plasmaproteine ins Blut zurücktransportiert werden?

❹ Welche Rolle spielt das Lymphgefäßsystem beim Rücktransport der Eiweißmoleküle?

3 Lymphbildung und Lymphströmung: Die »physiologische Lymphdrainage«

3.1 Die Lymphbildung

Um zu verstehen, wie aus der Gewebsflüssigkeit Lymphe gebildet und in die Lymphkapillaren hineinbefördert wird, müssen zunächst die beteiligten Gefäße und Gewebe genau bekannt sein.

Aufbau und Funktion der Lymphkapillarwand

Struktur der Blutkapillare
Innen: nebeneinander aufgereihte Endothelzellen
Außen: feste Basalmembran.

Struktur der Lymphkapillare
Innen: Endothelzellen mit schwingenden Zipfeln
Außen: lockerer Faserfilz.

❶ Das Lymphgefäßsystem ist kein geschlossener Kreislauf, es beginnt im peripheren Gewebe (☞ 1.1). Der Wandaufbau der initialen Lymphgefäße unterscheidet sich erheblich von dem der Blutkapillaren: Die Endothelzellen der Blutkapillarwand liegen nebeneinander aufgereiht auf einer festen äußeren Basalmembran. Die Endothelzellen der initialen Lymphgefäße dagegen **überlappen sich** auf der Gefäßinnenseite wie Dachziegel. Die äußere Schicht der Lymphgefäßwand besteht nur aus einem **lockeren Faserfilz.**

Die einander überlappenden Teile sind beweglich, deswegen werden sie **schwingende Zipfel** genannt. Diese Überlappungen sind mit feinen Fasern, sog. **Ankerfilamenten,** im Interstitium befestigt.

Die Füllungsphase

❷ Die schwingenden Zipfel funktionieren wie **Einwegklappen.** Normalerweise stellen die Zellfugen zwischen den schwingenden Zipfeln schräg verlaufende Kanälchen dar. Wenn sich im Interstitium Flüssigkeit ansammelt, dehnt sich das Gewebe aus. Die Ankerfilamente werden dabei gespannt und ziehen die Wände der Lymphkapillare auseinander. Dabei werden die »Dachziegel« voneinander

Die schwingenden Zipfel werden voneinander abgehoben.

abgehoben: Die Zwischenräume zwischen den schwingenden Zipfeln und den darunterliegenden Zellen klaffen auf und funktionieren als Einlaßventile.

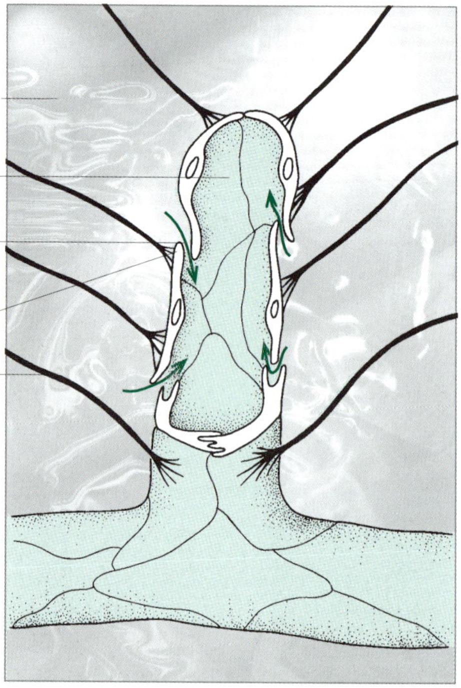

Abb. 3.1
Querschnitt durch ein initiales Lymphgefäß während der Füllungsphase. Die schwingenden Zipfel werden durch den Zug der Ankerfilamente voneinander abgehoben und die Zellfugen öffnen sich. [C 155/L 157]

Die geöffneten Einlaßventile zwischen den übereinanderliegenden Zellanteilen der Lymphkapillare sind sehr viel größer als die Zellzwischenräume der Blutkapillare. Deshalb können mit der Gewebeflüssigkeit auch große Eiweißmoleküle ohne Schwierigkeit ins Lymphgefäßsystem gelangen (☞ 2.2).

Die Entleerungsphase

Die schwingenden Zipfel legen sich wieder übereinander.

Solange der Gewebedruck höher ist als der Druck im Gefäßinneren, strömt die Gewebsflüssigkeit in die Lymphkapillare. Dadurch sinkt die Spannung im interstitiellen Gewebe: Der Zug der Ankerfilamente läßt nach, und auch die schwingenden Zipfel legen sich wieder übereinander. Die Einlaßventile schließen sich.

Der erhöhte Druck im Lymphgefäß bewirkt
- ein festeres Schließen der Einlaßventile
- das Öffnen der Klappe zwischen Lymphkapillare und Präkollektor.

❸ Durch die eingeströmte Flüssigkeit ist der Druck in der Lymphkapillare jetzt höher als der Gewebedruck. Dieser erhöhte Druck schließt einerseits die Einlaßkanäle und bewirkt andererseits, daß die Lymphe aus der Kapillare in die Präkollektoren (☞ 1.1) abfließt:

- Der schwingende Zipfel wird gegen die darüberliegende Endothelzelle gedrückt. Dadurch wird das Einlaßventil fest geschlossen.
- Der Lymphstrom öffnet die Klappe zwischen dem initialen Lymphgefäß und dem Präkollektor (☞ 1.1), so daß die Lymphe weiterfließen kann.

Die Zusammensetzung der pränodalen Lymphe ist anders als die der Gewebeflüssigkeit.

Während der Entleerungsphase der Lymphkapillare wird ein Teil des Lymphwassers durch die Wand der Lymphkapillare ins Interstitium zurückgepreßt. Dabei werden die Plasmaproteine im Lymphgefäß zurückgehalten. Dadurch wird die Eiweißkonzentration der Lymphe höher als diejenige der Gewebsflüssigkeit (☞ 2.1). Außerdem können Fremdkörper oder Krankheitserreger von den Zellen der Lymphkapillarwände festgehalten und, wenn es nötig ist, phagozytiert (aufgenommen) werden. Die Lymphe der afferenten Lymphgefäße (sog. **pränodale Lymphe**) ist also nicht identisch mit der Gewebsflüssigkeit.

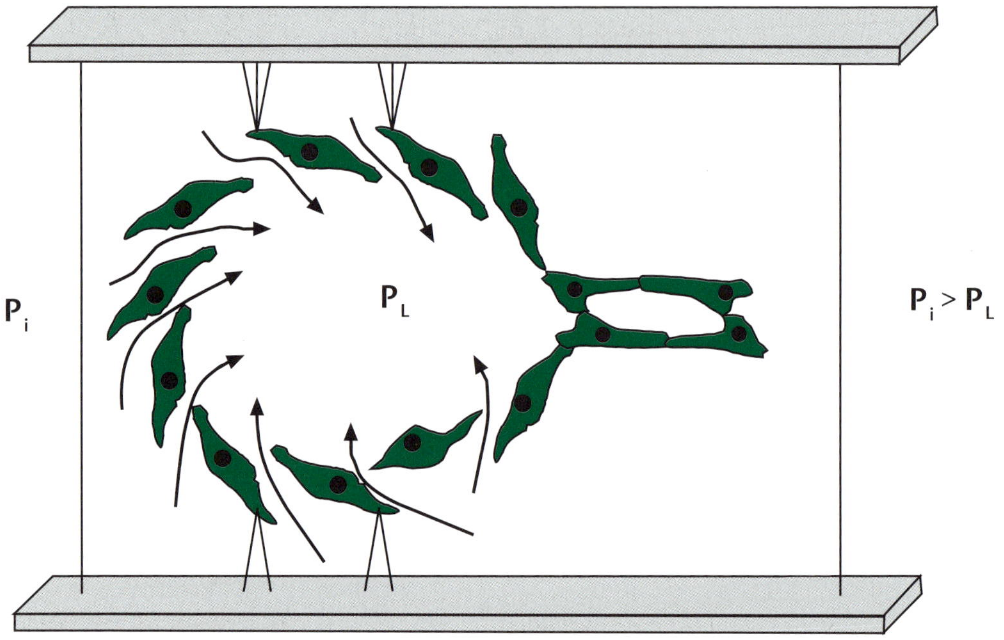

Abb. 3.2a
Füllungsphase. Der Flüssigkeitsgehalt des Interstitiums erhöht sich; der Gewebedruck P_i steigt und wird höher als der Lymphdruck in der Lymphkapillare (P_L). Das Interstitium dehnt sich aus. Da die Ankerfilamente am Fasergerüst des Interstitiums und an den schwingenden Zipfeln der Lymphkapillarendothelzellen befestigt sind, werden die Zipfel hochgezogen: die „Einlaßventile" öffnen sich; Richtung Präkollektor ist die Lymphkapillare geschlossen. Gewebsflüssigkeit strömt in die Lymphkapillare. [M 150]

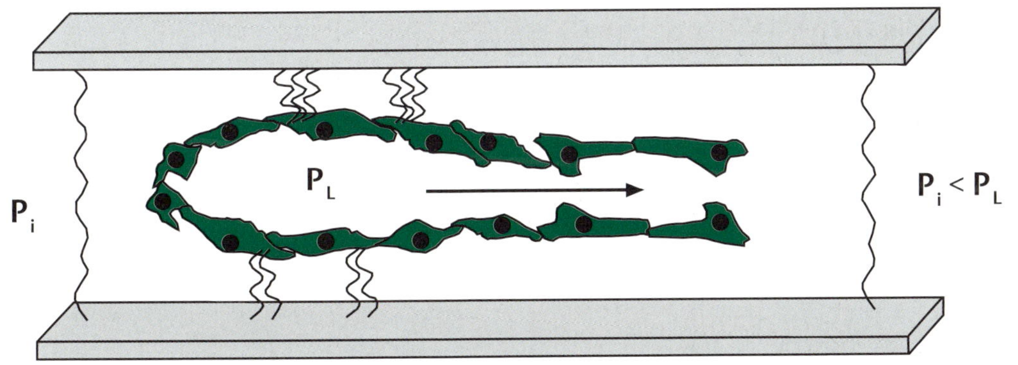

Abb. 3.2b
Entleerungsphase
Der Flüssigkeitsgehalt des Interstitiums sinkt; der Gewebedruck P_i wird kleiner als der Lymphdruck (P_L). Das elastische Gewebe prallt zurück. Die Einlaßventile schließen sich. Die Lymphe gelangt in den Präkollektor. Ein Teil des Lymphwassers wird aus der Lymphkapillare in das Interstitium ultrafiltriert: die Lymphe wird konzentrierter als die Gewebsflüssigkeit. [M 150]

Die Lymphbildungsmechanismen

Für eine stärkere Lymphbildung sind ständig wechselnde Gewebespannungen nötig.

❹ Für eine stärkere Lymphbildung sind wiederholte Druckveränderungen im Interstitium notwendig. Bei körperlicher Ruhe wird wenig Lymphe gebildet. Die Gewebespannung – und damit der Gewebedruck – muß ständig wechseln, um die Flüssigkeit in die Lymphkapillaren zu pumpen. Solche Spannungsänderungen entstehen z.B. beim Laufen. Auch die manuelle Lymphdrainage bewirkt solche periodischen Druckveränderungen.

Systole und Diastole der präkapillären Arteriole wirken direkt auf das benachbarte Lymphgefäß.

Die Rolle der Blutgefäße

In manchen Organen – z.B. in der Muskulatur – sind die initialen Lymphgefäße in die äußerste Schicht von Blutgefäßen eingebettet. Hier finden Lymphbildung und Lymphtransport unter besonderen Bedingungen statt.

Die glatte Muskulatur der unmittelbar an die Kapillaren angrenzenden **präkapillaren Arteriolen** kontrahiert und entspannt sich in einem eigenen Rhythmus. Diese selbständige Pulsation der präkapillaren Arteriolen wird **Vasomotion** genannt, sie ist unabhängig von der Tätigkeit des Herzens.

Füllung und Entleerung der Lymphkapillare werden durch die Vasomotion direkt beeinflußt.

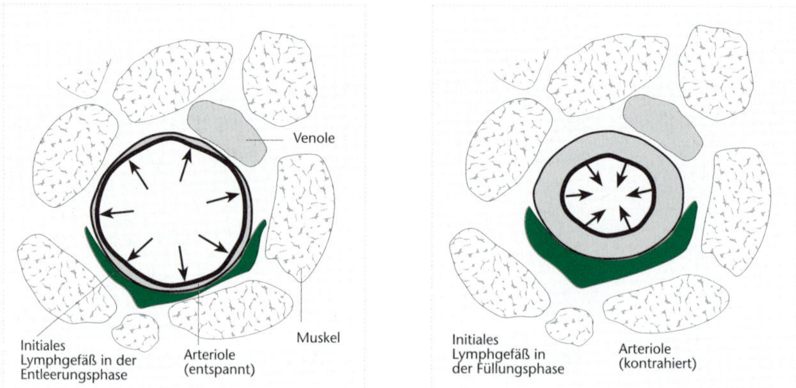

Abb. 3.3
Die Rolle der Vasomotion bei der Lymphbildung in der Muskulatur: Während der Diastole der präkapillären Arteriole wird das begleitende initiale Lymphgefäß zusammengedrückt und entleert sich in den Präkollektor. Die Systole des Blutgefäßes zieht das Lymphgefäß auseinander, so daß erneut Flüssigkeit aus dem Gewebe in die Lymphkapillare fließen kann. [L 157]

❺ Wenn sich die Arteriole entspannt, dehnt sie sich unter dem Druck des einströmenden Blutes aus (Diastole). Dabei drückt sie die benachbarte Lymphkapillare zusammen. Durch diesen mechanisch erhöhten Innendruck schließen sich die »Einlaßschleusen« und die Lymphe wird in den Präkollektor getrieben (☞ 1.1). Wenn die Gefäßwandmuskulatur sich kontrahiert und das Blut aus der Arteriole in die Kapillaren treibt (Systole), verengt sich das Blutgefäß. Die Lymphkapillare wird hierdurch mechanisch geweitet: Der Druck im initialen Lymphgefäß nimmt ab. Er wird kleiner als der Druck im Interstitium, und die Lymphkapillare füllt sich erneut.

Die tiefen Lymphsammelgefäße der Gliedmaßen sind zusammen mit den Arterien und ihren Begleitvenen in eine gemeinsame, unelastische Gefäßscheide eingeschlossen. Hier wirkt die arterielle Pulswelle vom Herzen her sowohl auf den venösen Rückstrom als auch auf den Lymphtransport (☞ 3.2).

? Mündliche Prüfungsfragen

❶ Wie ist die Wand der Lymphkapillaren aufgebaut?

❷ Wie gelangt Flüssigkeit aus dem Gewebe in die initialen Lymphgefäße?

❸ Was bewirkt der erhöhte Druck in der Lymphkapillare?

❹ Auf welche Weise trägt manuelle Lymphdrainage zur verstärkten Lymphbildung bei?

❺ Welche Rolle spielen die präkapillären Arteriolen bei Bildung und Transport der Lymphe?

3.2 Der Lymphtransport

Die Lymphpumpe: Lymphangion und Lymphangiomotorik

Das Lymphangion funktioniert wie ein »Lymphherzchen«.

❶ Die Lymphkollektoren werden in Klappensegmente gegliedert (☞ 1.1). Diese Klappensegmente werden als **Lymphangione** bezeichnet. Durch die glatte Muskulatur der Gefäßwände (☞ 1.1) ist das Lymphangion in der Lage, sich zu kontrahieren. Es entspricht einem **»Lymphherzchen«:** Seine Kontraktion treibt die Lymphe wie eine Pumpe voran. Man kann von ihm sogar ein Elektrolymphangiogramm ableiten.

! Merke

Das Lymphangion kann – wie das Herz – seine Aufgabe nur erfüllen, wenn die Klappen der Lymphgefäße einwandfrei funktionieren. Während der Systole (Kontraktion) des Lymphangions muß die distale Klappe geschlossen und die proximale geöffnet sein; während seiner Diastole (Erschlaffung) ist die proximale Klappe geschlossen und die distale geöffnet.

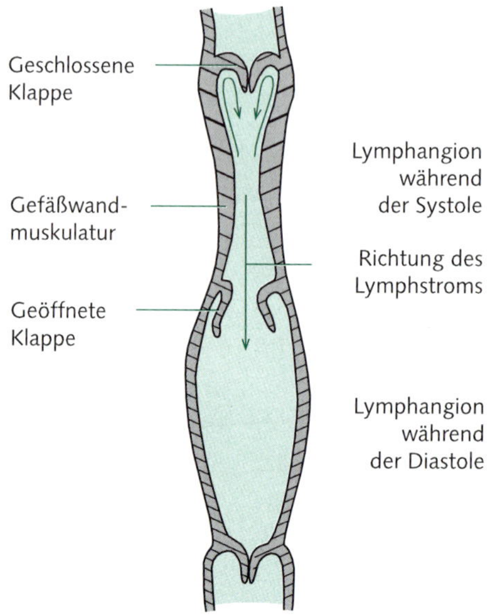

Abb. 3.4
Das Zusammenspiel von Klappen und Gefäßwandmuskulatur bei der Kontraktion des Lymphangions [C 155]

Diese sog. **Lymphangiomotorik** – der »Herzschlag« des Lymphsystems – wird durch die eigenständige pumpende Tätigkeit der Muskulatur des Lymphangions gewährleistet, sie wird aber auch vom autonomen Nervensystem und von verschiedenen Signalstoffen beeinflußt. Zentralnervöse Einflüsse wie z. B. Schreck können die Lymphangiomotorik ebenfalls verändern. Auch in dieser Hinsicht entspricht das Lymphangion einem »Herzchen«.

Das Lymphzeitvolumen

Das Lymphangion arbeitet wie das Herz nach dem **FRANK-STARLINGschen Gesetz.** Dieses Gesetz beruht auf der Tatsache, daß ein Muskel auf einen Dehnreiz mit einer verstärkten Kontraktion reagiert.

Auf vermehrt einströmende Lymphe reagiert das Lymphangion mit einer stärkeren Kontraktion.

Das FRANK-STARLINGsche Herzgesetz

Bei körperlicher Anstrengung treibt die Muskelpumpe mehr Blut durch die Venen in den rechten Vorhof des Herzens. Dadurch wird die Vorhofwand gedehnt. Der so entstandene Dehnreiz löst eine häufigere und stärkere Kontraktion des Herzmuskels aus. Schlagvolumen (ausgeworfene Blutmenge pro Kontraktion) und Schlagfrequenz (Zahl der Kontraktionen pro Zeiteinheit) nehmen zu, so daß mehr Blut ausgeworfen wird: Das sog. Herzzeitvolumen (transportierte Blutmenge pro Zeiteinheit) steigt.

Die Lymphpumpe kann ihre Leistung nicht unbegrenzt steigern.

❷ Ein Druckanstieg im Lymphgefäß hat die gleiche Folge. Bei erhöhter Lymphbildung wird die Lymphangionwand durch die vermehrt einströmende Flüssigkeit gedehnt. Die glatte Muskulatur der Gefäßwand reagiert auf diese Dehnung mit einer kräftigeren und häufigeren Kontraktion. Hierdurch nimmt das **Lymphzeitvolumen** (die pro Zeiteinheit durch ein Lymphgefäß fließende Lymphmenge) zu.

Allerdings kann sich die Leistung der Lymphpumpe bei steigender Arbeitslast nur bis zu einem möglichen maximalen Wert steigern. Erhöht sich die Arbeitslast weiter, so sinkt die Pumpleistung wieder ab.

Die Transportkapazität des Lymphgefäßsystems

Die Transportkapazität des Lymphgefäßsystems ist die höchstmögliche in der Zeiteinheit transportierte Lymphmenge.

❸ Der Begriff »Kapazität« verdeutlicht, daß nur eine begrenzte Menge an Lymphe in einer bestimmten Zeit durch das Lymphgefäßsystem fließen kann. Dieses Lymphzeitvolumen kann auch bei vollem Einsatz der Lymphangiomotorik nicht überschritten werden.

! Merke

Die Transportkapazität des Lymphgefäßsystems bezeichnet die größtmögliche Lymphmenge, die das Lymphgefäßsystem pro Zeiteinheit transportieren kann.

In der Kardiologie nennt man den Unterschied zwischen dem Herzzeitvolumen in Ruhe und dem bei maximaler körperlicher Belastung die funktionelle Reserve des Herzens. Genauso entspricht die Differenz zwischen dem Ruhelymphzeitvolumen und der Transportkapazität des Lymphgefäßsystems dessen **funktioneller Reserve.**

Die Lymphpumpe paßt sich den jeweiligen Bedürfnissen des Organismus an.

Die Lymphpumpe reagiert nicht nur auf die Dehnung der Lymphangionwand. Sie registriert darüber hinaus die aktuelle Bedürfnislage des Körpers und paßt ihre Tätigkeit an die jeweilige Situation an. Bei einem Blutverlust z.B. wird von den Lymphgefäßen vermehrt Flüssigkeit aus dem Gewebe aufgenommen und in den Blutkreislauf transportiert. So wirkt das Lymphsystem einem drohenden Volumenmangelschock entgegen.

Die »körpereigenen Hilfspumpen« (☞ 1.1) setzen durch wechselnden Druck auf die Lymphgefäße Dehnungsreize für die Gefäßwand und fördern so die Lymphbildung und den Lymphtransport. Zusätzlich kann auch durch Massagegriffe von außen ein Dehnreiz auf die Lymphangione ausgeübt werden. Diese Tatsache ist die Basis der manuellen Lymphdrainage.

Die Rolle der Lymphknoten beim Lymphtransport

Die Lymphknoten spielen eine wesentliche Rolle beim Lymphtransport.

Die Lymphknoten sind nicht nur Filter im Dienste der Immunabwehr; sie spielen auch beim Lymphtransport eine wichtige Rolle. Unter anderem dienen sie als Reservoir für die Lymphe.

❹ Ein beträchtlicher Anteil des Lymphwassers wird über die Blutkapillaren innerhalb des Lymphknotens resorbiert (☞ 1.2). Deshalb verläßt wesentlich weniger Lymphe den Lymphknoten, als ihm durch die afferenten Gefäße zugeführt wurde.

Bei einer Abflußstörung im venösen Blutkreislauf erzeugt das gestaute Blut einen vermehrten Druck in den venösen Gefäßen. Es kommt zu einer sog. **passiven Hyperämie** (verstärkte Füllung der Blutkapillare durch eine Abflußbehinderung). Dadurch steigt der effektive ultrafiltrierende Druck (☞ 2.1). In den Lymphknoten im Staugebiet kann deshalb kein Wasser mehr resorbiert werden. Es wird im Gegenteil durch Ultrafiltration (☞ 2.1) Wasser aus den Blutkapillaren des Lymphknotens in die Lymphe abgegeben. Dies hat einen Stau in den afferenten Lymphgefäßen zur Folge.

Efferente und afferente Lymphe

Im Lymphknoten wird der Zellgehalt der Lymphe verändert.

Efferente und afferente Lymphe unterscheiden sich nicht nur in ihrem Volumen. Sie enthalten auch unterschiedliche Mengen von Eiweiß und verschiedenen Zellen. So enthält die efferente Lymphe mehr Lymphozyten als die afferente. Diese Zellen entstehen zum Teil im Lymphknoten und werden dort der Lymphe beigemengt. Die afferente Lymphe ihrerseits enthält Makrophagen (große Freßzellen), die in der abfließenden Lymphe nicht mehr enthalten sind.

? Mündliche Prüfungsfragen

❶ Was ist ein Lymphangion?

❷ Welche Wirkung hat ein Druckanstieg im Lymphangion?

❸ Kann das Lymphsystem unbegrenzt Flüssigkeit aufnehmen und transportieren?

❹ Weshalb fließt mehr Lymphe durch die afferenten Gefäße in einen Lymphknoten hinein, als durch die efferenten Gefäße wieder hinausströmt?

3.3 Die Sicherheitsventilfunktion des Lymphgefäßsystems

Die Bedeutung des STARLINGschen Gleichgewichts bei der Entstehung von Ödemen

Eine Störung des STARLINGschen Gleichgewichts kann zu einem Ödem führen.

Das STARLINGsche Gleichgewicht von ultrafiltrierter und resorbierter Flüssigkeit zwischen Blutkapillare und Gewebe (☞ 2.1) kann durch verschiedene Einflüsse gestört werden. Erhöht sich z.B. durch eine **aktive Hyperämie** (verstärkte Durchblutung eines Gebiets, z.B. durch Erwärmung oder bei Entzündung) der Blutdruck in den Kapillaren, so wird vermehrt Flüssigkeit ultrafiltriert (☞ 2.1). Bleibt der effektive resorbierende Druck gleich, entsteht mehr Nettoultrafiltrat. (☞ 2.1)

Bliebe die Flüssigkeit im Interstitium, so würde das Gewebe anschwellen: Es entstünde ein extrazelluläres **Ödem.** Von einem intrazellulären Ödem spricht man, wenn sich der Wassergehalt von Zellen erhöht.

! Merke

❶ Als extrazelluläres Ödem bezeichnet man eine sicht- und tastbare Schwellung, die durch vermehrte Flüssigkeitsansammlung im Interstitium entsteht. Man kann ein solches Ödem von anderen Gewebeschwellungen unterscheiden, indem man mit dem Finger in die Schwellung drückt: Beim Ödem zeigt sich eine sichtbare Delle. Nur bei einem eiweißreichen Ödem bleibt im Spätstadium bei diesem Drucktest keine erkennbare Druckstelle mehr zurück, weil sich das ödematöse Gewebe mit der Zeit bindegewebig verändert (☞ 4.1).

Die Rolle des Lymphgefäßsystems bei der Verhütung von Ödemen

❷ Das Lymphangion reagiert auf vermehrt einströmende Lymphe mit gesteigerter Leistung: Das Lymphzeitvolumen erhöht sich. Dieser Mechanismus wird in Gang gesetzt, wenn sich die lymphpflichtige Wasserlast (☞ 2.1) erhöht.

Das Lymphgefäßsystem funktioniert als Sicherheitsventil.

Man bezeichnet diesen ödemprotektiven Mechanismus als **Sicherheitsventilfunktion des Lymphgefäßsystems.**

? Mündliche Prüfungsfragen

❶ Was ist ein extrazelluläres Ödem?

❷ Was versteht man unter der »Sicherheitsventilfunktion des Lymphgefäßsystems«?

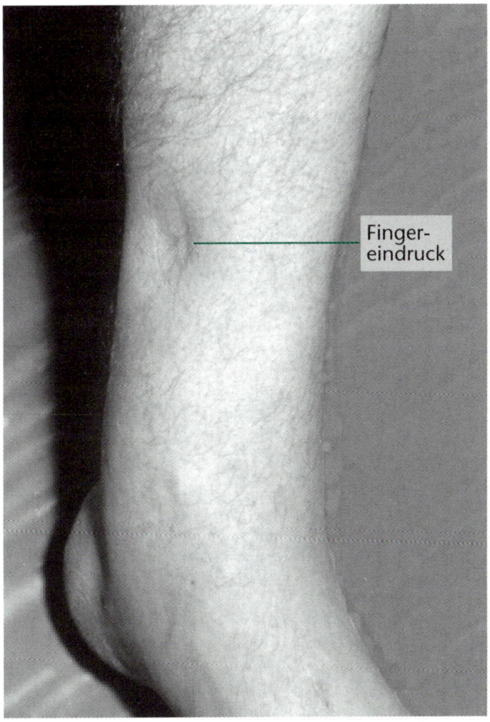

Abb. 3.5
Ödem im Bereich des Unterschenkels [T 127]

3.4 Die erhöhte lymphpflichtige Wasserlast

Ein Ödem ist ein Symptom, keine Diagnose.

Es gibt keine Erkrankung »Ödem«. Eine ödematöse Gewebeschwellung ist ein Symptom für eine Reihe von Erkrankungen. Um die verschiedenen Krankheitsbilder zu verstehen, die mit einem Ödem einhergehen, muß man deren pathophysiologische Grundlage kennen.

❶ Die lymphpflichtige Wasserlast steigt, wenn sich die in der Zeiteinheit gebildete Nettoultrafiltratmenge erhöht (☞ 2.1). Dies ist der Fall, wenn

- der effektive ultrafiltrierende Druck steigt, oder/und
- der effektive resorbierende Druck sinkt.

Verstärkte Ultrafiltration

Bei aktiver oder passiver Hyperämie sowie bei Abnahme des Gewebedruckes steigt der euD.

❷ Der effektive ultrafiltrierende Druck erhöht sich, wenn der Blutdruck in der Kapillare (BKD) zunimmt (☞ 2.1). Jede verstärkte Füllung der Blutkapillare (Hyperämie) läßt den Kapillardruck steigen. Dies geschieht z.B. lokal bei einer Entzündung, bei starker Erwärmung des Körpers durch eine Fangopackung oder durch feste Massagegriffe (aktive Hyperämie; ☞ 3.3). Auch ein Stau im venösen Blutkreislauf kann zu einem Anstieg des Blutkapillardrucks führen (passive Hyperämie; ☞ 3.2).

Verminderte Resorption

Bei sinkendem Eiweißgehalt im Blut nimmt der erD ab.

❸ Bei manchen Nierenerkrankungen (☞ 2.1) sinkt der Eiweißgehalt und damit auch der kolloidosmotische Druck im Blut (KOD_P). Entsprechend fällt auch der effektive resorbierende Druck (☞ 2.1), so daß weniger Flüssigkeit aus dem Gewebe in die Blutkapillare zurückgelangt.

! Merke

Bei Entzündungen erhöht sich die Durchlässigkeit der Blutkapillaren und der postkapillären Venolen für Plasmaproteine, so daß die Konzentration der wasserbindenden Eiweißmoleküle im Gewebe steigt. In diesem Fall erhöht sich neben der lymphpflichtigen Wasser- auch die lymphpflichtige Eiweißlast (☞ 2.2). Da entzündliche Prozesse mit einer aktiven Hyperämie und mit einem erniedrigten Gewebedruck einhergehen, ist bei Entzündungen die Sicherheitsventilfunktion des Lymphgefäßsystems vermehrt gefordert.

Bildung

? Mündliche Prüfungsfragen

1. Wann erhöht sich die lymphplichtige Wasserlast?
2. Wodurch steigt der effektive ultrafiltrierende Druck?
3. Welche Vorgänge führen zum Sinken des effektiven resorbierenden Drucks?

4 Die Insuffizienz des Lymphgefäßsystems

Ein insuffizientes Lymphgefäßsystem kann die anfallende lymphpflichtige Last nicht bewältigen bzw. seine Sicherheitsventilfunktion nicht erfüllen.

Die Aufgabe des Lymphgefäßsystems besteht darin, das Nettoultrafiltrat abzutransportieren und als Sicherheitsventil zu dienen. Ein **insuffizientes** Lymphgefäßsystem ist nicht in der Lage, die anfallenden lymphpflichtigen Lasten ausreichend zu befördern und seine Sicherheitsventilfunktion auszuüben. Es ist nicht fähig, genug Gewebeflüssigkeit aufzunehmen, oder es kann nicht genug Lymphe transportieren. Es kommt auch vor, daß diese beiden Störfaktoren gleichzeitig auftreten: Die Lymphgefäße können dann weder genug Gewebeflüssigkeit aufnehmen noch genug Lymphe transportieren.

! Merke

❶ Bei einer Insuffizienz des Lymphgefäßsystems ist die Transportkapazität (☞ 3.2) immer kleiner als die lymphpflichtige Wasserlast (☞ 2.1). Deshalb kann das Lymphgefäßsystem seine Sicherheitsventilfunktion (☞ 3.3) nicht erfüllen.

4.1 Die Hochvolumeninsuffizienz

Eine Insuffizienz des Lymphgefäßsystems muß nicht unbedingt mit einer Erkrankung der Lymphgefäße (Lymphangiopathie) oder der Lymphknoten (Lymphonodopathie) zusammenhängen. Auch ein gesundes Lymphgefäßsystem kann insuffizient sein.

Hochvolumeninsuffizienz:
- Gesunde Lymphgefäße

❷ Zu einer Hochvolumeninsuffizienz kommt es, wenn das Volumen des in der Zeiteinheit gebildeten Nettoultrafiltrates die Transportkapazität des in anatomischer und funktioneller Hinsicht intakten Lymphgefäßsystems überschreitet. Infolgedessen staut sich Flüssigkeit im Gewebe.

- Normale Transportkapazität
- Nettoultrafiltrat höher als die normale Transportkapazität.

Durch diesen Stau entsteht ein Ödem.

Das Lymphgefäßsystem kann nur eine begrenzte Flüssigkeitsmenge befördern:
- Die Lymphpumpe kann nur eine begrenzte Leistung erbringen.
- Es kann nur eine bestimmte Menge Lymphe gebildet werden.

Das Lymphgefäßsystem kann nur eine begrenzte Flüssigkeitsmenge bewältigen. Hierfür gibt es zwei Gründe:

- Die **Lymphpumpe** kann ihre Leistung nicht unbegrenzt steigern (☞ 3.2). Wenn die Transportkapazität (☞ 3.2), also das höchstmögliche Lymphzeitvolumen erreicht ist, kann das Lymphgefäßsystem nicht noch mehr Lymphe transportieren.
- Die **Lymphbildung** kann ebenfalls nicht unbegrenzt erhöht werden. Die Lymphkapillaren können in einer Füllungsphase (☞ 3.1) nur eine bestimmte Menge an Gewebsflüssigkeit aufnehmen.

Die Hochvolumeninsuffizienz ist eine **dynamische Insuffizienz:** Trotz maximaler Leistung kann das überforderte Lymphgefäßsystem seine Aufgabe nicht ausreichend erfüllen.

Folgen der Hochvolumeninsuffizienz

Folgen einer erhöhten Dauerbelastung der Lymphgefäße:
- Zunächst Hypertrophie. Die Transportkapazität steigt.
- Später bleibende Schäden. Die Transportkapazität sinkt.

Eine dynamische Insuffizienz des Lymphgefäßsystems verursacht ein extrazelluläres Ödem. Wenn aber die lymphpflichtige Wasserlast über einen langen Zeitraum hinweg allmählich steigt, versucht der Organismus zunächst, sich anzupassen. Es kommt zu einer **Hypertrophie** des Lymphgefäßsystems: neue Lymphgefäße werden gebildet, so daß sich die Transportkapazität erhöht. Allerdings hält kein Organ eine Höchstbelastung zeitlich unbegrenzt aus. Genau wie beim Herzen kann auch eine Dauerüberlastung der Lymphgefäße zu bleibenden Schäden führen.

Schädigung der Lymphgefäße

Schädigung der Lymphgefäße:
- Lymphohypertension
- Klappeninsuffizienz
- Wandinsuffizienz.

❸ Wenn das Lymphgefäßsystem auf Dauer mit voller Kraft arbeitet, ist der Druck im Lymphgefäß erhöht (**Lymphohypertension**). Dieser Belastung sind Wände und Klappen der Lymphkollektoren (☞ 1.1) auf Dauer nicht gewachsen. Das ganze Gefäß weitet sich unter dem Druck der Lymphe. Hierdurch kann es zu einer **Klappeninsuffizienz** kommen: Die Klappen schließen dann nicht mehr richtig und während der Systole des Lymphangions wird Lymphe nicht nur zentralwärts, sondern auch Richtung Peripherie gepumpt.

Hält der hohe Druck im Lymphgefäß an, so werden die Gefäßwände schließlich undicht: Es entsteht eine **Wandinsuffizienz**; Lymphe sickert in die Lymphgefäßwand und in das perilymphatische Bindegewebe.

Kommt es zu einer solchen Entwicklung, so entstehen schwere Schäden. Das Lymphgefäß kann verhärten (Lymphangiosklerose). Bei eiweißreichen Ödemen verändert sich auch das Gewebe infolge des erhöhten Eiweißgehalts der interstitiellen Flüssigkeit. So wird aus der ursprünglichen Hochvolumeninsuffizienz eine Sicherheitsventilinsuffizienz (☞ 4.3).

? Mündliche Prüfungsfragen

❶ Wie ist das Verhältnis von Transportkapazität und lymphpflichtiger Last bei einer Insuffizienz des Lymphgefäßsystems?

❷ Was versteht man unter einer Hochvolumeninsuffizienz?

❸ Welche Folgen hat die Hochvolumeninsuffizienz?

4.2 Die Niedrigvolumeninsuffizienz

Niedrigvolumeninsuffizienz:
- Geschädigte Lymphgefäße
- Eingeschränkte Transportkapazität
- Normales Nettoultrafiltrat.

❶ Durch eine Erkrankung oder Verletzung von Lymphgefäßen oder/und Lymphknoten kann die Transportkapazität unterhalb des Niveaus der normalen lymphpflichtigen Last sinken. Das normale Nettoultrafiltrat kann nicht abtransportiert werden und es kommt ebenfalls zu einem Stau im Gewebe und damit zu einem Ödem.

❷ Hier ist ein »technischer Defekt« die Ursache der Insuffizienz. Deshalb heißt diese Störung **mechanische Insuffizienz.** Auch in diesem Falle ist das Lymphgefäßsystem nicht mehr in der Lage, seine Funktion zu erfüllen.

! Merke

Das Lymphzeitvolumen ist bei einer mechanischen Insuffizienz geringer als normal: Es handelt sich um eine **Niedrigvolumeninsuffizienz.**

Folgen der Niedrigvolumeninsuffizienz

❸ Die Niedrigvolumeninsuffizienz der Lymphgefäße führt zu einem Lymphödem. Dieses beginnt mit einem eiweißreichen extrazellulären Ödem und führt, falls nicht adäquat behandelt, zu schweren Gewebebeschädigungen. Das Lymphödem ist die wichtigste Indikation für die manuelle Lymphdrainage/Komplexe Physikalische Entstauungstherapie.

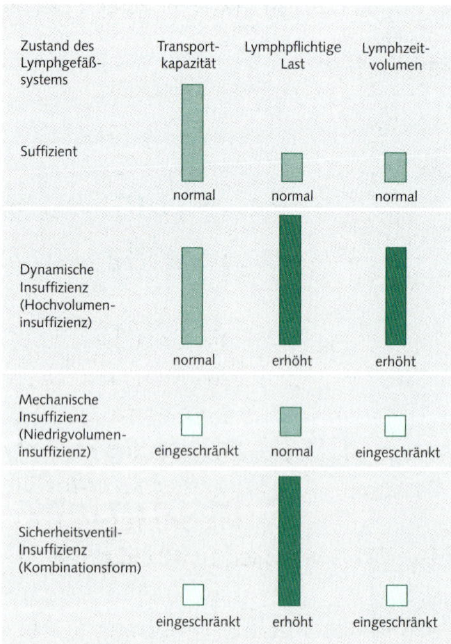

Abb. 4.1 Transportkapazität, lymphpflichtige Last und Lymphzeitvolumen bei normal funktionierendem Lymphgefäßsystem, bei Hochvolumeninsuffizienz, bei Niedrigvolumeninsuffizienz und bei Sicherheitsventilinsuffizienz [C 157]

Angeborene und erworbene Defekte des Lymphgefäßsystems

- Primäres Lymphödem
- Sekundäres Lymphödem.

Mißbildungen des Lymphgefäßsystems entstehen während der Entwicklung des Embryos im Mutterleib. Lymphödeme, die durch eine solche angeborene Störung der Lymphbildung oder/und des Lymphflusses auftreten, bezeichnet man als **primäre.** Ein primäres Lymphödem muß nicht unbedingt von Geburt an vorhanden sein; es kann jederzeit im Laufe des Lebens auftreten.

Kommt es dagegen zu einem Lymphödem, nachdem das Lymphgefäßsystem z.B. durch eine bösartige Geschwulst, durch entzündliche Vorgänge, durch eine Verletzung, eine Operation oder eine Bestrahlung geschädigt wurde, so spricht man von einem **sekundären Lymphödem.**

? Mündliche Prüfungsfragen

❶ Ist bei der Niedrigvolumeninsuffizienz das Nettoultrafiltrat verändert?

❷ Warum nennt man die Niedrigvolumeninsuffizienz »mechanische Insuffizienz«?

❸ Welche Folgen hat die Niedrigvolumeninsuffizienz?

4.3 Die Sicherheitsventilinsuffizienz

Sicherheitsventilinsuffizienz:
- Verminderte Transportkapazität
- Erhöhtes Nettoultrafiltrat.

❶ Die Ursachen der Hoch- und Niedrigvolumeninsuffizienz können auch **gleichzeitig** auftreten. In diesem Fall entsteht eine dritte Insuffizienzform. Das Nettoultrafiltrat ist erhöht und das Lymphgefäßsystem kann gleichzeitig aufgrund einer »technischen Störung« keine volle Transportleistung erbringen. Dies ist die bereits erwähnte **Sicherheitsventilinsuffizienz** (☞ 4).

Folgen der Sicherheitsventilinsuffizienz

Die krankhaften Veränderungen verstärken sich gegenseitig.

❷ Diese Insuffizienzform führt zu Lymphödemkombinationsformen. Es treffen **zwei krankhafte Veränderungen** aufeinander, die sich **gegenseitig verstärken:** Die Lymphgefäße sollen mehr lymphpflichtige Last transportieren als normal. Gleichzeitig sind sie wegen eines »technischen Defekts« nicht einmal in der Lage, die normale Last zu bewältigen. Durch diese doppelte Überforderung entsteht ein massives Ödem. Im betroffenen Gebiet können auch Zellen absterben.

Ein Sonderfall: Die »hämodynamische Insuffizienz«

❸ Es gibt eine Spezialform der Sicherheitsventilinsuffizienz: Die sog. **hämodynamische Insuffizienz** ist Folge einer Rechtsherzinsuffizienz.

Durch mangelnde Leistung der rechten Herzkammer entsteht im Körperkreislauf eine passive Hyperämie. Der euD steigt.

Ist die Muskulatur der rechten Herzkammer geschwächt, kann sich die Kammer nicht mehr ausreichend in die Lungenarterie entleeren. Es entsteht ein Blutstau in der rechten Herzkammer, der sich nach und nach auf den gesamten venösen Körperkreislauf auswirkt. Durch diesen Stau kommt es zu einer **passiven Hyperämie** (☞ 3.2). Der Blutkapillardruck steigt, wodurch sich wiederum der effektive ultrafiltrierende Druck erhöht (☞ 2.1): Es wird mehr Nettoultrafiltrat ins Gewebe abgegeben. Die großen Lymphstämme sind bei der Ausübung ihrer Sicherheitsventilfunktion behindert, weil sie sich wegen des hohen Drucks im venösen Blutkreislauf nur mühsam in die Venenwinkel entleeren können.

❹ Übersteigt die erhöhte lymphpflichtige Wasserlast die infolge dieses Hindernisses etwas eingeschränkte Transportkapazität, so entsteht ein kardiales Ödem.

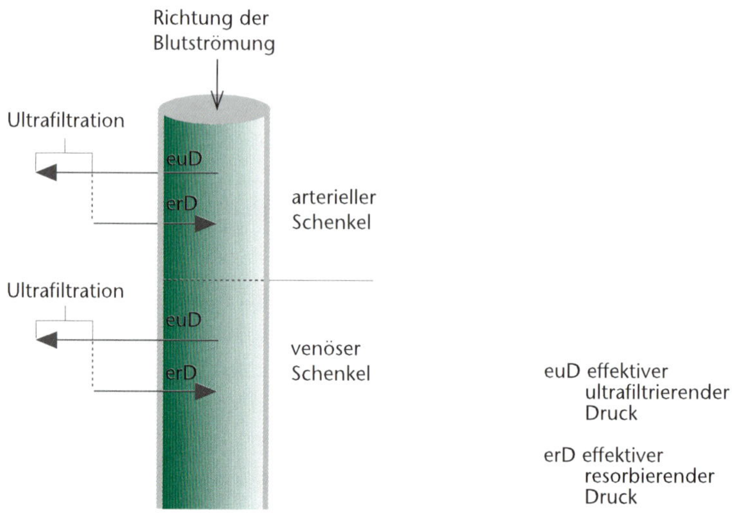

Abb. 4.2
Störung des STARLINGschen Gleichgewichts bei venöser Stauung (☞ Abb. 2.2). Durch den Anstieg des Blutkapillardrucks infolge der passiven Hyperämie ist der effektive ultrafiltrierende Druck auch im venösen Schenkel der Blutkapillare höher als der effektive resorbierende Druck: In der ganzen Kapillare erfolgt Ultrafiltration, eine Resorption findet nicht statt. [L 190]

? Mündliche Prüfungsfragen

1. Was ist eine Sicherheitsventilinsuffizienz?
2. Warum ist die Sicherheitsventilinsuffizienz besonders gefährlich?
3. Wie kommt eine »hämodynamische Insuffizienz« zustande?
4. Wie entsteht ein kardiales Ödem?

5 Die Wirkung von Massage auf Lymphbildung und Lymphangiomotorik

5.1 Massage und Lymphbildung

Massage und Lymphzeitvolumen

Man kann das Lymphzeitvolumen experimentell bestimmen. Bei völliger körperlicher Ruhe ist der gemessene Wert sehr niedrig (☞ 3.1). Wird eine Extremität gleichmäßig passiv bewegt, so steigt das Lymphzeitvolumen stark an und bleibt im weiteren Verlauf der Untersuchung konstant.

Unter der Einwirkung von Massage steigt das Lymphzeitvolumen.

Zusätzlich zur passiven Bewegung wird nun die dorsale Seite der bewegten Extremität mit den **stehenden Kreisen** der manuellen Lympdrainage (☞ 6.1) massiert. Hierdurch erhöht sich das Lymphzeitvolumen auf ein Vielfaches des Wertes, der während der passiven Bewegung gemessen wurde.

Vermehrter Zufluß von Gewebsflüssigkeit

Vermehrter Flüssigkeitszufluß in den prälymphatischen Kanälen.

❶ Diese Zunahme des Lymphzeitvolumens unter Einwirkung von Massage entsteht zum einen durch **vermehrte Lymphbildung.** Die **stehenden Kreise** führen dazu, daß die Flüssigkeit in den prälymphatischen Bindegewebskanälen (☞ 1.1) verstärkt zu den initialen Lymphgefäßen hingetrieben wird.

Auswirkung der Massage auf Füllungs- und Entleerungsphase

Der intermittierende Druck der massierenden Hand unterstützt Füllung und Entleerung der Lymphkapillaren.

❷ Der rhythmische Wechsel von Kompression und Ausdehnung des Gewebes unter Massage fördert die Flüssigkeitsaufnahme in die initialen Lymphgefäße: Übt die massierende Hand Druck auf Bindegewebe und Lymphgefäß aus, so entspannen sich die Ankerfilamente (☞ 3.1), die die Endothelzellen der Lymphgefäßwand mit dem Gewebe verbinden. Infolge dessen senken sich die schwingenden Zipfel herab und die Einlaßventile schließen sich (☞ 3.1). Gleichzeitig wird durch den manuellen Druck das initiale Lymphgefäß komprimiert, so daß es sich in Richtung Präkollektor entleert (☞ 3.1).

Läßt die Druckeinwirkung der Hand nach, prallt die elastische Grundsubstanz des Bindegewebes zurück. Das Gewebe dehnt sich wieder aus. Die Ankerfilamente ziehen dabei die Gefäßwände auseinander und die schwingenden Zipfel heben sich: Das Einlaßventil wird geöffnet und das initiale Lymphgefäß füllt sich (☞ 3.1).

? Mündliche Prüfungsfragen

❶ Wie wirkt sich Massage auf die Flüssigkeit im Gewebe aus?

❷ Welche Wirkung haben Massagegriffe auf die Füllungs- und Entleerungsphase der Lymphkapillare?

5.2 Massage und Lymphtransport

Massage und Lymphangiomotorik

Massage fördert die Lymphangiomotorik.

❶ Neben ihrem Einfluß auf die Lymphbildung steigert Massage auch die **Lymphangiomotorik.** Einerseits fördert Massage die Lymphangiomotorik **von innen:** Durch die erhöhte Flüssigkeitsaufnahme werden die Lymphangionwände gedehnt. Dieser Dehnreiz löst eine verstärkte Gefäßkontraktion aus (FRANK-STARLING-Mechanismus, ☞ 3.2).

❷ Andererseits wirken die Massagegriffe durch den periodischen Druck auf das Hautgewebe auch **von außen** (☞ 5.1). Kreisförmige Handbewegungen sind in dieser Hinsicht wesentlich wirksamer als einfache Streichungen parallel zum Lymphgefäß.

! Merke

Die Wirkungskette der manuellen Lymphdrainage:

- Durch manuelle Lymphdrainage wird die Lymphbildung gesteigert
- Das größere Lymphvolumen dehnt die Lymphangionwand
- Die Gefäßwanddehnung führt zu einer verstärkten Lymphangiomotorik (FRANK-STARLING-Mechanismus)
- Das Lymphzeitvolumen steigt.

Vermehrter Transport und Abbau von Zellen

Unter Massage werden nichtlösliche Partikel schneller befördert und abgebaut.

Im Experiment werden nichtlösliche (kolloidale) Teilchen unter die Haut gespritzt. Bei der Überprüfung der Lymphe läßt sich feststellen, daß unter der Wirkung der **stehenden Kreise** sehr viel mehr dieser Partikel in der Lymphe befördert und abgebaut wurden als unter normalen Bedingungen. Zwei Stunden nach der Injektion hat sich die in der Lymphe transportierte Kolloidmenge sehr stark erhöht. Auch die Menge der von Leukozyten phagozytierten Teilchen ist deutlich gestiegen.

Beim Menschen läßt sich eine erstaunliche Fernwirkung von manueller Lymphdrainage auf die Lymphangiomotorik beobachten: In die »Schwimmhaut« zwischen den Zehen werden nichtlösliche Teilchen gespritzt. Durch eine sogenannte »Terminusbehandlung« (☞ 7.1) auf der linken Halsseite unmittelbar oberhalb des Schlüsselbeins kann man den Abtransport dieser Kolloide vom Fuß zur Leiste stark beschleunigen.

Zunahme des Lymphozytengehalts unter Massage

Unter Massagewirkung erhöht sich
- der Leukozytengehalt der Lymphe
- die Zahl der transportierten Lymphozyten.

Zusätzlich wurde festgestellt, daß durch die Massagegriffe die Zahl der Leukozyten in der afferenten Lymphe deutlich zunimmt. In der gleichen Menge Lymphe befinden sich unter der Wirkung von Massage wesentlich mehr Leukozyten als unter normalen Bedingungen.

Die verstärkte Lymphbildung und der beschleunigte Lymphtransport sorgen zusätzlich dafür, daß unter Massage sehr viel mehr Lymphozyten durch das Lymphgefäßsystem transportiert werden: Die pro Zeiteinheit beförderte Lymphozytenzahl betrug unter Massage ein Vielfaches des Ruhewertes.

? Mündliche Prüfungsfragen

1. Durch welchen Mechanismus fördert Massage die Lymphangiomotorik **von innen?**
2. Wie wirken Massagegriffe **von außen** auf die Lympangiomotorik?

6 Die Grundprinzipien der manuellen Lymphdrainage

6.1 Die Griffe

Die »VODDERschen Grundgriffe«

Die vier VODDERschen Grundgriffe.

❶ Die manuelle Lymphdrainage basiert auf den vier sog. »VODDERschen Grundgriffen«:

- **stehender Kreis,**
- **Drehgriff,**
- **Pumpgriff** und
- **Schöpfgriff.**

Die Griffe werden eingeteilt in
- Schubphase und
- Entspannungsphase.

❷ Der Bewegungsablauf dieser vier Griffe verläuft nach einem gemeinsamen Grundschema. Man unterscheidet:

- Die **Schubphase,** welche die Flüssigkeit in Abflußrichtung der Lymphe verschiebt und einen sanften, kreisförmigen Dehnreiz auf die Haut setzt. Dieser Dehnreiz überträgt sich auf die Lymphgefäße des Unterhautgewebes, in denen dadurch die Lymphangiomotorik gesteigert wird (☞ 3.2)
- Die **Entspannungsphase,** in der lediglich der Hautkontakt gehalten wird.

Schubphase und Entspannungsphase wechseln nicht abrupt, sondern gehen gleichmäßig an- und abschwellend ineinander über.

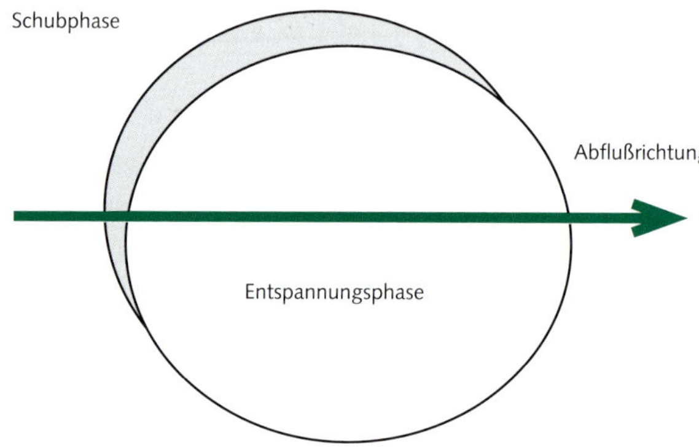

Abb. 6.1
Kreisförmiger Verlauf der Grundgriffe [M 122]

! Merke

Die Grundgriffe werden jeweils der behandelten Körperregion angepaßt. Man führt jeden Griff etwa 5–7 mal auf einer Stelle aus. Dann wandert man weiter nach distal, anschließend wieder nach proximal. Dabei hat sich für die einzelnen Griffe ein »Ein-Sekunden-Rhythmus« bewährt. Anschließend wird in der behandelten Region etwa 3–4 mal „nachgearbeitet" (Wechsel von distal nach proximal).

Ödemgriffe

Mit diesen Griffen wird freie Ödemflüssigkeit gezielt in die bereits vorbehandelten Gebiete (☞ 6.2) verschoben. Die Schubzeit beträgt mehrere Sekunden, die Griffintensität (☞ 6.2) darf aber nicht wesentlich erhöht sein.

Verschiebung freier Ödemflüssigkeit durch
- Pumpgriffe
- ringförmige Griffe.

Zumeist finden zwei Grifftechniken Anwendung:
- Beidhändige **Pumpgriffe** (sog. »weicher Ödemgriff«)
- »Ringförmiger Griff« mit beiden Händen: die Hände umfassen die Extremität und verschieben die Ödemflüssigkeit, ohne dabei über die Haut zu rutschen. Diese Grifftechnik wird nur an Unterarm und Hand, bzw. Unterschenkel und Fuß ausgeführt.

Keine Ödemgriffe bei
- Krampfadern
- Strahlenschäden
- Lipödemen.

Kontraindikationen

Ödemgriffe dürfen nicht angewendet werden bei
- Krampfadern (Varizen)
- Gewebeschäden durch Bestrahlungen (radiogene Fibrosen)
- schmerzhaftem Lipödem (»Fettschwellung«; symmetrische Fettablagerung, meist an der unteren Extremität. Ein Lipödem geht häufig mit einem Lymphödem einher. Es sind fast ausschließlich Frauen betroffen).

? Mündliche Prüfungsfragen

1. Wie heißen die vier »VODDERschen Grundgriffe«?
2. In welche Phasen werden die Griffe der manuellen Lymphdrainage unterteilt?

6.2 Die Durchführung der manuellen Lymphdrainage

Prinzipien

Vorüberlegung: Der Strömungswiderstand

Wegen des hohen Strömungswiderstandes müssen die Griffe langsam und vorsichtig ausgeführt werden.

❶ Bei der Durchführung der manuellen Lymphdrainage muß man sich über die damit verbundene Belastung der Lymphgefäße im klaren sein: Die Gefäße, die mit den angewendeten Grundgriffen erreicht werden, haben einen Durchmesser von weniger als einem Millimeter. Die Gefäße des klappenlosen Lymphkapillarnetzes (☞ 1.1) sowie das prälymphatische Kanalsystem (☞ 1.1) sind sogar noch enger. Je kleiner der Durchmesser eines Gefäßes ist, desto größer wird der Widerstand, den die strömende Flüssigkeit überwinden muß. Die Handgriffe müssen deswegen immer **langsam und zart** ausgeführt werden, um die Gefäße nicht zu überfordern.

Ohne aufgesetzte Nadel kann eine gefüllte Spritze schnell und ohne größere Kraftanstrengung entleert werden. Setzt man dagegen eine dünne Kanüle auf und verkleinert dadurch die Spritzenöffnung, so benötigt man entweder mehr Kraft oder mehr Zeit, um die Flüsigkeit aus der Spritze zu treiben

Der Behandlungsverlauf

Die proximale Vorbehandlung

Die proximale Vorbehandlung leitet die Behandlung ein.

Bei der Behandlung beginnt man grundsätzlich mit einer **proximalen Vorbehandlung.** Diese Vorbereitung ist von entscheidender Bedeutung für die Behandlung.

❷ Durch die Vorbehandlung schafft man im proximalen Bereich Platz für die distal liegende Ödemflüssigkeit. Im weiteren Verlauf der Behandlung kann dann die Flüssigkeit aus dem gestauten Gewebe in das vorbereitete Gebiet fließen und von dort abtransportiert werden. Außerdem aktiviert diese Vorbehandlung für längere Zeit die Lymphangiomotorik der proximal gelegenen Lymphgefäße. So entsteht eine **Sogwirkung,** durch die die Lymphe aus dem distalen Teil, z.B. einer Extremität, »abgezogen« wird.

Die zentralen, gesunden Lympgefäße, die an das gestaute Gebiet angrenzen, können mit einem Förderband verglichen werden. Zunächst muß das Transportband eingeschaltet werden, und erst wenn es läuft, ist es sinnvoll, Ödemflüssigkeit **distal** auf dieses Förderband zu »legen«.

! Merke

Niemals darf die behandelte Extremität ohne Vorbereitung einfach von distal nach proximal ausgestrichen werden.

Es liegt eine Schwellung im Unterschenkel und im Fußbereich vor. Zunächst müssen die Leistenregion und die Oberschenkellymphgefäße vorbehandelt werden. Manchmal ist es sogar nötig, zunächst die tiefen Bauch- und Beckenlymphstämme miteinzubeziehen. Erst dann beginnt man mit der Behandlung des eigentlichen Staugebietes: Das Verschieben der Ödemflüssigkeit in die vorbehandelten zentralen Regionen ist der letzte Schritt.

Wie fest soll man arbeiten?

Zu feste Griffe können die Ankerfilamente beschädigen.

Die Griffe müssen so durchgeführt werden, daß die Wirkung gewährleistet ist, jedoch keine Schäden entstehen. Man muß also mindestens so fest arbeiten, daß man den notwenigen Dehnreiz setzt und die arbeitende Hand nicht

Zu leichte Griffe haben nicht die gewünschte Wirkung.

nur »über die Haut rutscht«. Allerdings dürfen die Griffe auch nicht unnötig stark angewendet werden:

❸ Ein zu heftiger Druck kann die dünnen Ankerfilamente (☞ 3.1) zerstören. Im Bereich der aktiv pumpenden Kollektoren führt ein zu kräftiges Arbeiten möglicherweise zu Krämpfen der Lymphgefäßwandmuskulatur.
Ein zu leichtes Arbeiten wiederum hat nicht die gewünschte Wirkung.

! Merke

Es gibt **keinen allgemeingültigen Intensitäts-Richtwert** für die manuelle Lymphdrainage. Man paßt die Griffe stets der zu behandelnden Körperregion an. So muß z.B. die Gesäßregion natürlich kräftiger behandelt werden als der Hals. Deshalb kann man keinen »optimalen Behandlungsdruck« angeben.

? **Mündliche Prüfungsfragen**

❶ Warum müssen die Griffe langsam und zart ausgeführt werden?

❷ Weshalb müssen zunächst immer die an das Staugebiet angrenzenden gesunden Gebiete vorbehandelt werden?

❸ Was kann passieren, wenn die Griffe zu hart durchgeführt werden?

6.3 Kontraindikationen der manuellen Lymphdrainage

Nicht immer ist der Arzt, der eine bestimmte Maßnahme der physikalischen Therapie verordnet, vertraut mit allen Aspekten der praktischen Durchführung. Dies ist im Falle der manuellen Lymphdrainage besonders häufig, weil der Lymphologie im Medizinstudium leider nur relativ wenig Beachtung geschenkt wird. Auch können in einem längeren Behandlungszeitraum Probleme neu entstehen, die der Arzt zum Zeitpunkt der Verordnung noch nicht feststellen konnte.

Bei Unklarheiten muß immer Rücksprache mit dem behandelnden Arzt gehalten werden.

Der Therapeut selbst muß deshalb über alle Kontraindikationen der von ihm eingesetzten Therapieformen genau informiert sein. Aus dem gleichen Grunde muß der Behandler bei Unklarheiten immer **Rücksprache mit dem Arzt** halten.

Zwei Arten von Kontraindikationen:
- Allgemeine Kontraindikationen für jedes Körpergebiet
- Spezielle Kontraindikationen für Halsbehandlung und Bauchtiefdrainage.

Es wird zwischen **allgemeinen Kontraindikationen,** welche für jedes Körpergebiet gelten, und zwischen **speziellen Kontraindikationen** der Halsbehandlung und der Bauchtiefdrainage unterschieden. Auf solche lokalen Kontraindikationen wird in den folgenden Kapiteln gesondert hingewiesen.

Man unterscheidet:
- Relative Kontraindikationen
- Absolute Kontraindikationen.

❶ Sämtliche Kontraindikationen können entweder **absoluter** oder **relativer** Natur sein. Relative Kontraindikationen darf der Arzt in begründeten Fällen aufheben, absolute nicht.

Allgemeine Kontraindikationen

❷ Bei einer **dekompensierten Herzinsuffizienz** ist manuelle Lymphdrainage **absolut kontraindiziert.** Dies bedeutet also, daß ein kardiales Ödem (☞ 4.3) nie mit manueller Lymphdrainage behandelt werden darf.

Auch akute Entzündungen, die durch pathogene Keime hervorgerufen werden (Bakterien, Pilze, Viren), gelten als Kontraindikation. Die Keime könnten durch die ML verschleppt werden und eine Blutvergiftung (Sepsis) auslösen. Sogenannte **maligne Lymphödeme,** die durch einen aktiven Krebs verursacht sind, sind relative Kontraindikationen.

? Mündliche Prüfungsfragen

❶ Darf der Arzt eine absolute Kontraindikation aufheben?

❷ Darf ein kardiales Ödem mit manueller Lymphdrainage behandelt werden?

6.4 Griffreihenfolgen für die verschiedenen Behandlungsgebiete

Die Reihenfolge der Griffe muß unbedingt eingehalten werden.

Die Griffe der manuellen Lymphdrainage bauen in ihrer Wirkung aufeinander auf. Deshalb müssen sie bei den einzelnen Behandlungen **immer in der beschriebenen Reihenfolge** ausgeübt werden.

Die Behandlungsaufbauten bilden die Grundlage für die Behandlung von
- lokalen Störungen des Lymphabflusses
- systemischen Erkrankungen mit Ödembildung.

Die im Folgenden beschriebenen Behandlungsaufbauten bilden die Grundlage der Behandlung von
- **lokalen Störungen des Lymphabflusses:** Ödeme infolge venöser Stauungen, traumatische und postoperative Ödeme, Morbus Sudeck, Ödeme bei Lähmungen
- **systemischen Erkrankungen,** zu deren Erscheinungsbild Ödeme gehören, z.B. aus dem sog. rheumatischen Formenkreis.

Primäre und sekundäre Lymphödeme (☞ 4.2) werden jeweils mit entsprechend modifizierten Grifftechniken und -reihenfolgen behandelt. Für Vorbehandlung der gesunden, an das Staugebiet angrenzenden Regionen muß der Therapeut jedoch in jedem Falle die in den folgenden Kapiteln beschriebenen Griffreihenfolgen beherrschen.

! Merke

Die speziellen Behandlungsaufbauten für einzelne Krankheitsbilder werden erst **nach erfolgter Ausbildung** zum Physiotherapeuten oder zum Masseur in Speziallehrgängen mit 180 Unterrichtsstunden vermittelt und eingeübt.

Prinzipien

7 Die Behandlung der Halslymphknoten und ihrer Tributargebiete

7.1 Die Behandlung des Halses und der Schulterregion

Behandlungsgebiet

Es wird nur die **hintere bzw. seitliche Halsregion** behandelt. Der M. sternocleidomastoideus bildet die Grenze des Behandlungsgebietes nach ventral.

Kontraindikationen

- Schilddrüsenüberfunktion
- Überempfindlichkeit des Sinus caroticus
- Herzrhythmusstörungen.

Absolute Kontraindikationen

- **Schilddrüsenüberfunktion** (wegen der Gefahr der übermäßigen schnellen Anflutung von Schilddrüsenhormonen im Blut)
- **Überempfindlichkeit des Sinus caroticus** (wegen der Gefahr eines gefährlichen Absinkens des Blutdruckes und der Herzfrequenz)
- **Herzrhythmusstörungen** (in bestimmten Fällen kann eine Vagusreizung zum Herzstillstand führen).

Bei älteren Patienten sollte Rücksprache mit dem überweisenden Arzt gehalten werden.

Relative Kontraindikationen

Bei älteren Patienten (über 60 Jahre) sollte Rücksprache mit dem überweisenden Arzt gehalten werden. In höherem Lebensalter ist mit einer Arteriosklerose im Bereich der großen Halsgefäße zu rechnen: Die Gefäße sind dann vermehrt druckempfindlich; außerdem könnten sich arteriosklerotische Auflagerungen von der Innenwand der Halsarterien lösen und ein Hirngefäß verstopfen (Schlaganfall).

Mögliche Indikationen

- Lokale Lymphabflußstörungen nach Traumen
- Lokale Lymphabflußstörungen nach Operationen
- Gewebeschwellungen als Folge entzündlicher Prozesse
- Vorbehandlungen bei anderen Behandlungen.

- Lokale Lymphabflußstörungen nach Traumen, z.B. sog. »Schleudertrauma« oder nach Schnittwunden mit starker Narbenbildung
- Lokale Lymphabflußstörungen nach Operationen, z.B. im zahn- und kieferärztlichen Bereich
- Gewebeschwellungen im Bereich des Kopfes als Folge entzündlicher Prozesse im HNO-Gebiet
- Als **Vorbehandlung bei anderen Behandlungsaufbauten** (Behandlung der Lnn. cervicales inferiores et superiores sowie Durchbewegen des Schultergürtels).

Vorbereitung

Ausgangsstellung

Der Patient befindet sich in Rückenlage,
der Therapeut steht seitlich vom Patienten.

Griffreihenfolge

Effleurage

2–3 flächige Streichungen vom Sternum in Richtung Akromion durchführen.

Durchbewegen des Schultergürtels

Durch diese passive Bewegung werden einerseits die großen Lymphstämme in der Tiefe gedehnt (☞ 1.1), andererseits wird der venöse Rückstrom in der Vena subclavia beschleunigt. Diese Vene ist mit Faszien der Brustmuskulatur verwachsen; deshalb beeinflussen Bewegungen des Schultergürtels die Gefäßweite (sog. »Lüftungsmechanismus«). Der verstärkte venöse Rückstrom übt einen sog. »Wasserstrahlpumpeneffekt« auf die Lymphe aus: Sie wird von dem rascher fließenden Blut schneller in die Venenwinkel »gezogen«.

Behandlung der Halslymphknotenkette

Stehende Kreise in der Schlüsselbeingrube durchführen. Diese Behandlung der Lnn. cervicales inferiores bezeichnet VODDER als »Terminusbehandlung«, da das Lymphgefäßsystem am Venenwinkel endet (☞ 1.1). Man arbeitet hierbei mit leichtem Druck in die Tiefe.
Dann mit flächig aufgelegten Händen **stehende Kreise** seitlich am Hals ausführen (Behandlung der Lnn. cervicales superiores).

Stehende Kreise

entlang der Linea nuchae (Lnn. occipitales) und von den Dornfortsätzen der gesamten Halswirbelsäule aus durchführen, dabei Schub nach ventral zur seitlichen Halslymphknotenkette (Lnn. cervicales superiores) ausüben. Danach in die Schlüsselbeingrube abdrainieren.

Stehende Kreise vor und hinter dem Ohr

Behandlung der Lnn. prä- und retroauriculares (Lnn. parotidei) durchführen, hierbei den »Parotis-Gabelgriff« (nach VODDER) mit Zeige- und Mittelfinger verwenden. Dann über die Halslymphknotenkette bis in die Schlüsselbeingrube abdrainieren.

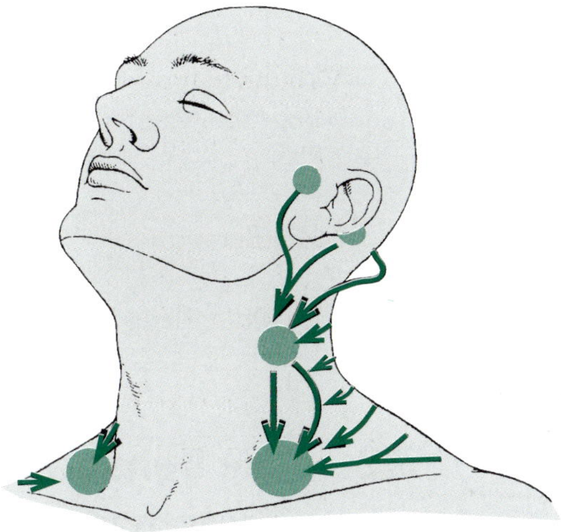

Abb. 7.1
Die Halsbehandlung
[C 155]

Schultergürtel

Erneutes Durchbewegen des Schultergürtels.

Stehende Kreise auf dem absteigenden Anteil des M. trapezius

VODDER bezeichnet das Gebiet über dem M. trapezius descendens als »Nackendreieck«.

Dananch nach ventral in die Schlüsselbeingrube abdrainieren. Die Fingerspitzen liegen dabei auf der **Spina scapulae.** Diese markiert die lymphatische Wasserscheide (☞ 1.2) zwischen dem Tributargebiet der Achselhöhlen- und der Halslymphknoten.

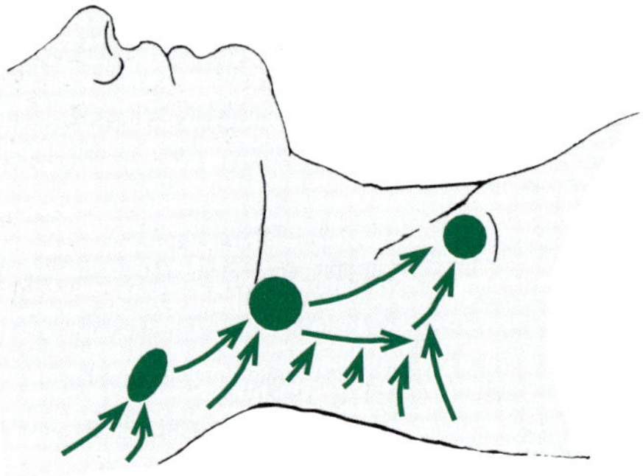

Abb. 7.2
Die Behandlung der Lnn. occipitales und der Lymphgefäße im Halsbereich [M 122]

Stehende Kreise auf dem Akromionplateau

Von dort langsam mit Schub nach medial in die Schlüsselbeingrube wandern.

Nacharbeiten

Nach Befund.

Abschlußeffleurage.

7.2 Die Behandlung von Hinterhaupt und Nacken

Behandlungsgebiet

Die Spina scapulae (lymphatische Wasserscheide; ☞ 7.1) begrenzt das Behandlungsgebiet nach kaudal.

Es gelten die allgemeinen Kontraindikationen.

Kontraindikationen ☞ 6.3

Mögliche Indikationen

- Lymphabflußstörungen nach Traumen
- Lokale Ödeme.

- Lokale Lymphabflußstörungen nach Traumen (z.B. »Schleudertrauma«)
- Lokale Ödeme, z.B. nach Verletzungen.

Vorbereitung

Ausgangsstellung

Der Patient befindet sich in Bauchlage,
der Therapeut steht seitlich vom Patienten.

Vorbehandlung

Hals- und Schulterregion.

Griffreihenfolge

Effleurage

Streichung vom Hinterhaupt zum Akromion ausführen.

Nacharbeiten der Halslymphknotenkette

Der Therapeut sitzt oder steht am Kopfende (☞ 7.1).

Stehende Kreise auf dem Hinterhaupt

Mit flächig aufgelegten Händen durchführen. Man beginnt an der Linea nuchae und arbeitet bis zur »Scheitelzone« hinauf (sog. »Pyramide« nach VODDER). Dabei wird Schub in Richtung Lnn. occipitales bzw. Lnn. retroauriculares ausgeübt.

! Merke

Die Kopfhaut soll bei diesen Griffen mitbewegt werden.

Stehende Kreise hinter dem Ohr

Im Bereich der Lnn. retroauriculares durchführen. Danach zu den Lnn. cervicales superiores abdrainieren. Es folgt eine weitere Drainage in die Schlüsselbeingrube.

Nacharbeiten der Halslymphknotenkette

Der Therapeut steht wieder seitlich (☞ 7.1).

Stehende Kreise zur Halslymphknotenkette

Von den Dornfortsätzen der Halswirbelsäule nach ventral zur seitlichen Halslymphknotenkette **stehende Kreise** ausführen.

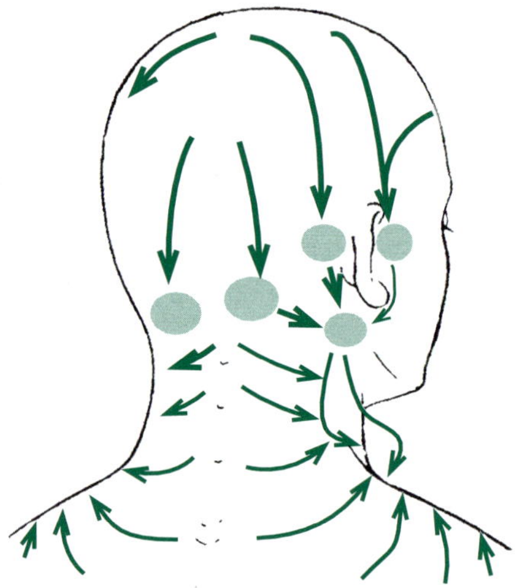

Abb. 7.3
Die Behandlung von Hinterhaupt und Nacken [C 155]

Stehende Kreise auf dem Nackendreieck

Stehende Kreise auf dem M. trapezius descendens (»Nakkendreieck«; ☞ 7.1) durchführen, dabei Schub nach ventral-medial in die Schlüsselbeingrube.

»Paravertebralbehandlung«

Mit den Fingerbeeren **stehende Kreise** neben der Reihe der Dornfortsätze durchführen (»Paravertebralbehandlung« nach VODDER). Dabei mit federndem Druck in die Tiefe arbeiten.

Nacharbeiten

Nach Befund.

Abschlußeffleurage.

7.3 Die Behandlung des Gesichtes

Kontraindikationen

Entzündungen im Gesichtsbereich.

Entzündliche Prozesse im Gesichtsbereich (Furunkel etc.) gelten als **absolute Kontraindikation** für jegliche manuelle Manipulation dieser Region.

Da die Venen im Gesichtsbereich keine Klappen besitzen und die Vena facialis über die Vena angularis (medial am Auge) eine Verbindung zum Gehirn besitzt, könnte es durch manuelle Lymphdrainage zur Aussaat von Bakterien in die Schädelhöhle kommen.

Mögliche Indikationen

- Lymphabflußstörungen nach Traumen
- Lymphabflußstörungen nach Operationen
- Gewebeschwellungen bei chronisch-entzündlichen Prozessen.

- Lokale Lymphabflußstörungen nach Traumen, z.B. Schnittwunden (☞ 7.1)
- Lokale Lymphabflußstörungen nach Operationen, z.B. im zahn- und kieferärztlichen Bereich (☞ 7.1)
- Gewebeschwellungen im Bereich des Kopfes als Folge chronisch-entzündlicher Prozesse im HNO-Gebiet.

Vorbereitung

Ausgangsstellung

Der Patient befindet sich in Rückenlage,
der Therapeut sitzt oder steht am Kopfende.

Vorbehandlung

Hals.

Griffreihenfolge

Effleurage

Parallele Streichungen über Unterkiefer, Oberkiefer, Wange und Stirn in Abflußrichtung durchführen.

Behandlung der Lnn. submandibulares und submentales

Die Finger werden hierbei unter den Unterkiefer »eingehakt«. Es wird Schub nach lateral in Richtung Kieferwinkel und obere Halslymphknoten ausgeübt. Danach über die Halslymphknotenkette in die Schlüsselbeingrube abdrainieren.

Stehende Kreise im Bereich des Unterkiefers

Kinnregion und Wange behandeln, dann in die Schlüsselbeingrube abdrainieren.

Stehende Kreise im Bereich des Oberkiefers

Die Behandlung beginnt unter der Nase und verläuft über die Wange zur Halslymphknotenkette. Dann abdrainieren in die Schlüsselbeingrube.

Behandlung der Nase mit stehenden Kreisen

Die Griffe werden mit je einem Finger ausgeführt. Dabei wird Schub zu den Lnn. submandibulares ausgeübt.

»Lange Reise« (nach VODDER)

Stehende Kreise auf der gesamten Wangen- und Kinnregion ausführen, dabei Schub zu den Lnn. submandibulares und submentales ausüben. Danach folgt erneut die Behandlung der Lnn. submandibulares und submentales. Dann wieder über die Halslymphknotenkette in die Schlüsselbeingrube abdrainieren.

Behandlung der Tränensäcke mit stehenden Kreisen

Danach über die Lnn. submandibulares und die Halslymphknotenkette bis in die Schlüsselbeingrube abdrainieren.

Behandlung von Oberlidern und Augenbrauen

Dabei Schub in Richtung Lnn. präauriculares setzen. Nur das innere Drittel der Oberlidlymphgefäße entleert sich zu den Lnn. submandibulares.

Stehende Kreise von der Stirnmitte bis zum Schläfenbein

mit flach aufgelegten Händen (Lnn. präauriculares) ausführen, von dort in Richtung Kieferwinkel (Lnn. cervicales superiores) arbeiten. Danach in die Schlüsselbeingrube abdrainieren.

Nacharbeiten

Nach Befund.

Abschlußeuffleurage

Parallele Streichungen über Unterkiefer, Oberkiefer, Wange und Stirn durchführen.

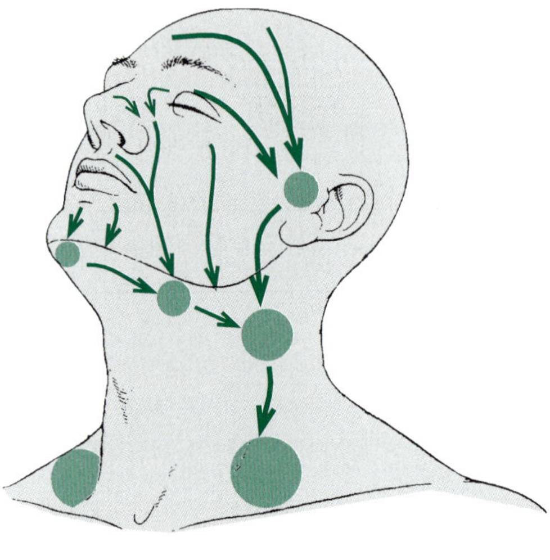

Abb. 7.4 Die Gesichtsbehandlung [C 155]

7.4 Die Mundinnendrainage

Kontraindikationen

Entzündliche Prozesse in der Mundhöhle.

Bei **entzündlichen Prozessen in der Mundhöhle** ist dIie Mundinnendrainage **absolut kontraindiziert.**

Bei der Befunderhebung muß deshalb genau auf Entzündungen im Mundinneren geachtet werden.

Mögliche Indikationen

- Primäre Lymphödeme
- Sekundäre Lymphödeme
- Gewebeschwellungen beichronisch-entzündlichenProzessen.

Als Bestandteil der Behandlung von
- primären Lymphödemen im Bereich des Kopfes
- sekundären Kopflymphödemen (zumeist nach Malignombehandlungen)
- Gewebeschwellungen im Bereich des Kopfes als Folge chronisch-entzündlicher Prozesse im HNO-Gebiet.

Vorbereitung

Ausgangstellung
Der Patient befindet sich in Rückenlage,
der Therapeut steht seitlich vom Patienten.

Vorbehandlung
Hals, Gesicht.

Handschuhe unter fließen dem Wasser abspülen.

Man arbeitet mit Latex-Handschuhen oder Fingerlingen. Diese werden vor der Behandlung unter fließendem Wasser abgespült, um den Gummigeschmack zu reduzieren. Während der Behandlung gibt man dem Patienten immer wieder Gelegenheit zum Schlucken und feuchtet den arbeitenden Finger ab und zu mit Wasser an.

Griffreihenfolge

Wangen, Ober- und Unterlippe

Stehende Kreise auf den Schleimhäuten von Wangen, Ober- und Unterlippe ausführen (mit Widerlager von außen).

Harter und weicher Gaumen

Behandlung des harten Gaumens und des Überganges zum weichen Gaumen mit **stehenden Kreisen**.

Gaumenmandeln

Stehende Kreise im Bereich der Gaumenmandeln duchführen.

Behandlung des Mundbodens

Stehende Kreise auf dem Mundboden ausführen. Dabei von außen unter dem Unterkiefer einen Gegendruck ausüben.

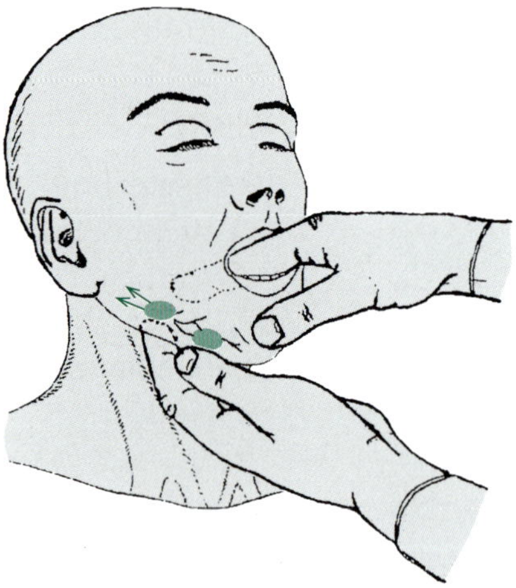

Abb. 7.5
Die Mundinnendrainage. Behandlung der Lnn. submandibulares mit Widerlager von außen [M 124]

8 Die Behandlung der Achsellymphknoten und ihrer Tributargebiete

8.1 Die »Brustbehandlung«

Behandlung des oberen Rumpfterritoriums von ventral.

Es gelten die allgemeinen Kontraindikationen.

Kontraindikationen

☞ 6.3

Vorbehandlung beim sekundären Armlymphödem.

Mögliche Indikationen

Bestandteil der Vorbehandlung beim sekundären Armlymphödem (Vorbehandlung auf der gegenüberliegenden gesunden Seite).

Vorbereitung

Vorbehandlung

Hals.

Ausgangsstellung

Der Patient befindet sich in Rückenlage,
der Therapeut steht seitlich vom Patienten.

Achsel

Griffreihenfolge

- **Effleurage**

2–3 Streichungen vom Sternum zur Achselhöhle durchführen.

- **Achsellymphknoten**

Behandlung mit **stehenden Kreisen.**

- **Stehende Kreise an der Flanke**

Mit beiden Händen unterhalb der Axilla beginnend (Lnn. pectorales) bis zur horizontalen lymphatischen Wasserscheide in Höhe des Bauchnabels (☞ 1.2) arbeiten, dabei Schub in Richtung Achselhöhle ausüben.

Stehende Kreise zwischen Schlüsselbein und Brustdrüse (Regio infraclavicularis)

Man beginnt am Sternum und übt dabei Schub zu den axillären Lymphknoten aus.

Behandlung der Brustdrüse und ihrer Lymphgefäße

Hier wird eine Kombination aus **Pumpgriff** (☞ 6.1) mit der distal gelegenen Hand und **Drehgriff** (☞ 6.1) oder **stehendem Kreis** mit der proximal gelegenen Hand des Therapeuten ausgeführt.

Dabei wird Schub in Richtung Achsellymphknoten gesetzt.

Drehgriffe

Man beginnt unterhalb der Brustdrüse und arbeitet über den Rippenbogen bis zur Flanke hin.

Danach wird mit **stehenden Kreisen** in Richtung Achselhöhle (sog. »7er-Griff« nach Vodder) weitergearbeitet.

Nacharbeiten

Stehende Kreise zwischen Schlüsselbein und Brustdrüse (Regio infraclavicularis) ausführen, dabei arbeitet man vom Sternum zu den axillären Lymphknoten hin.

Rippenzwischenräume und Lnn. parasternales

Behandlung mit **stehenden Kreisen**.

Dabei setzt man einen federnden Druck in die Tiefe.

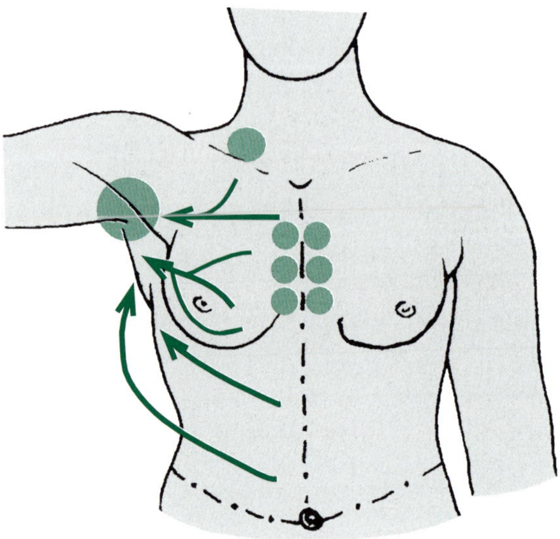

Abb. 8.1
Die Brustbehandlung
[C 155]

Nacharbeiten

Nach Befund.

Abschlußeffleurage.

8.2 Die »Rückenbehandlung«

Behandlung des oberen Rumpfterritoriums von dorsal.

Es gelten die allgemeinen Kontraindikationen.

Kontraindikationen ☞ 6.3

- Bestandteil der Vorbehandlung beim Armlymphödem
- Lokale Lymphabflußstörungen.

Mögliche Indikationen

- Bestandteil der Vorbehandlung beim einseitigen sekundären Armlymphödem (☞ 8.1)
- Lokale Lymphabflußstörungen nach Traumen oder Operationen.

Vorbereitung

Ausgangsstellung

Der Patient befindet sich in Bauchlage,
der Therapeut steht seitlich.

Vorbehandlung

Hals, Achsellymphknoten.

Griffreihenfolge

Effleurage

Streichung von den Dornfortsätzen in Richtung Achselhöhle ausführen.

Stehende Kreise an der Flanke

Mit beiden Händen unterhalb der Achselhöhle beginnen, langsam nach kaudal bis zur horizontalen lymphatische Wasserscheide in Höhe des Bauchnabels (☞ 1.2) arbeiten. Dabei Schub in Richtung Achselhöhle setzen.

Stehende Kreise in Höhe des Schulterblattes

Man arbeitet mit flächig aufgelegten Händen von den Dornfortsätzen zu den Achsellymphknoten hin.

Drehgriffe unterhalb des Schulterblattes

Wechselweise in Richtung Flanke arbeiten, von dort mit **stehenden Kreisen** zur Achselhöhle (sog. »7er-Griff« nach VODDER) hinarbeiten.

Drehgriffe oder stehende Kreise

Wechselweise von den Dornfortsätzen der Brustwirbelsäule in Richtung Flanke arbeiten.

Interkostal- und Paravertebralbehandlung

Hierbei arbeitet man mit **stehenden Kreisen** mit federndem Druck in die Tiefe.

Nacharbeiten

Nach Befund.

Abschlußeffleurage.

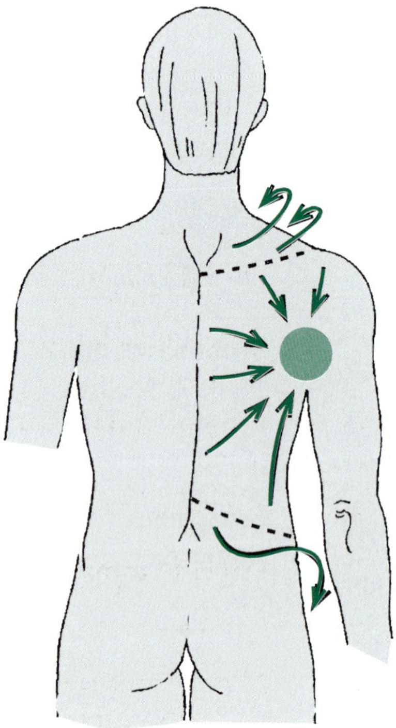

Abb. 8.2
Die Rückenbehandlung
[C 155]

8.3 Die Armbehandlung

Es gelten die allgemeinen Kontraindikationen.

Kontraindikationen ☞ 6.3

- Morbus SUDECK
- Lokale Ödeme nach Traumen, Operationen sowie bei Lähmungen
- Als unterstützende Therapiemaßnahme bei rheumatischen Erkrankungen.

Mögliche Indikationen

- Morbus SUDECK (sympathische Reflexdystrophie)
- Lokale Ödeme nach Traumen oder Operationen sowie bei Lähmungen (z.B. Hemiplegie)
- Als unterstützende Therapiemaßnahme bei Erkrankungen des rheumatischen Formenkreises.

Vorbereitung

Ausgangsstellung

Der Patient befindet sich in Rückenlage,
der Therapeut steht seitlich.

Vorbehandlung

Hals.

Griffreihenfolge

Effleurage

In Abflußrichtung.

Achsellymphknoten

Behandlung mit **stehenden Kreisen.** 1 Hand in Achsel, mit anderen voll Arm bewegen

Stehende Kreise an der Innenseite des Oberarmes

Mit beiden Händen arbeitet man im mittleren Oberarmterritorium auf der Rinne zwischen M. biceps und M. triceps brachii (Sulcus bicipitalis medialis).

Dabei setzt man Schub in Richtung Achselhöhle.

rel weit hoch auf acromion fassen, Hände nebenein.

Stehende Kreise auf dem M. deltoideus

Vorder- und Außenseite des Oberarmes

Wechselweise auf dem dorsomedialen und dem dorsolateralen Oberarmbündel arbeiten (sog. »Händewaschen« nach VODDER).

Schöpfgriffe

Dabei Schub zu den Achsellymphknoten ausüben.

Achsel

Pumpgriffe und stehende Kreise

Mit einer Hand **Pumpgriffe** wechselweise am Oberarm ausführen, mit der anderen Hand **stehende Kreise.**
Dabei Schub in Richtung Achselhöhle setzen.

Im Wechsel an der Vorder-und Außenseite des Oberarmes ausführen (sog. »Pumpen und Weiterschieben« nach VODDER).

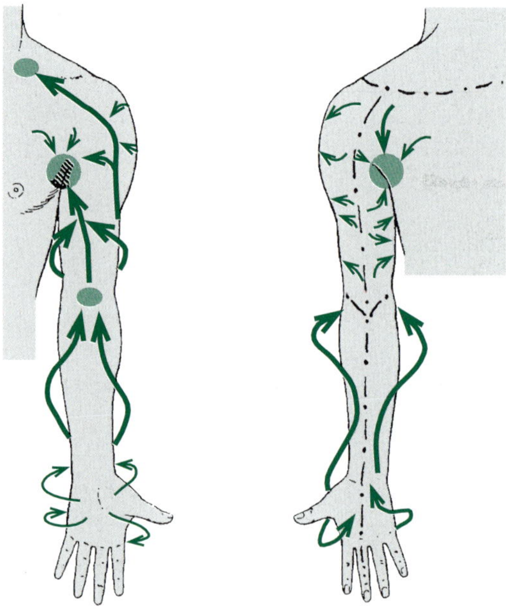

Abb. 8.3
Die Armbehandlung. Ansicht von ventral und dorsal [C 155]

Behandlung der Ellenbogenregion

Stehende Kreise jeweils um den inneren und den äußeren Epikondylus durchführen. pro Malleolus 2x / am Olecranon + in Richtg Ellenbeuge
Dabei Schub nach proximal geben.

Stehende Kreise in der Ellenbeuge (Lnn. cubitales) ausführen und mit passiver Beugung und Streckung im Ellenbogengelenk kombinieren.

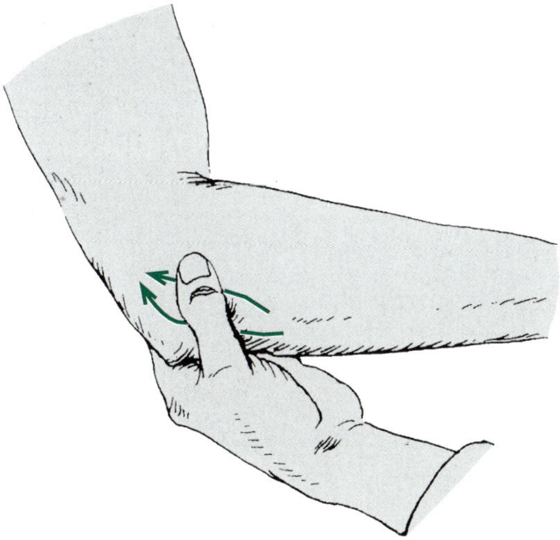

Abb. 8.4
»Stehende Kreise« medial und lateral des Epicondylus lateralis [M 122]

Behandlung des Unterarms

Schöpfgriffe und **stehende Kreise** sowohl auf der Flexoren- als auch auf der Extensorenseite durchführen.

Behandlung der Hand von dorsal

Stehende Kreise dorsal über dem Handgelenk durchführen.

Dann **stehende Kreise** über dem Handrücken ausführen.

Es folgt die Behandlung der Finger und des Daumens mit **stehenden Kreisen**; sie wird mit dem flächig aufgesetzten Daumen ausgeführt.

Behandlung der Hand von palmar

☞ Abb. 8.5

Nacharbeiten

Nach Befund.

Abschlußeffleurage.

! Merke

Bei der Behandlung der Hand von palmar muß man beachten, daß die Handinnenseite, mit Ausnahme des mittleren Strahles (mittleres Unterarmterritorium), zunächst in Richtung Handrücken abdrainiert und die Flüssigkeit erst dann nach proximal verschoben wird.

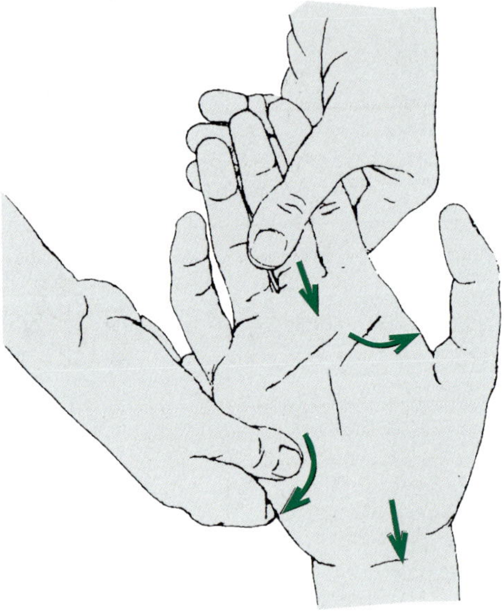

Abb. 8.5
Die Behandlung der Hand von palmar [M 122]

9 Die Behandlung der großen Lymphstämme im Körperinneren

9.1 Die Bauchtiefbehandlung

Bei der Ein- und Ausatmung verändert sich der Druck in Bauch- und Brustraum. Diese Druckveränderungen spielen eine wichtige Rolle beim Abtransport der Lymphe aus den Organen des Bauch- und Brustraumes sowie des Beckens, aber auch für den Lymphfluß aus den Extremitäten. Bei der sog. **Bauchtiefdrainage** wird dieser Effekt durch spezielle Massagegriffe und Atemtherapie noch verstärkt.

Durch diese Behandlung wird das Lymphzeitvolumen des Ductus thoracicus und der anderen großen Lymphstämme im Körperinneren gesteigert. Hierdurch entsteht eine Sogwirkung, so daß auch der lymphatische Abtransport aus den Beinen beschleunigt wird.

Es gelten die allgemeinen Kontraindikationen.

- Schwangerschaft
- Menstruation
- Anfallsleiden
- Darmverschluß
- Divertikulose
- Bauchaorten-aneurysma
- Arteriosklerotische Veränderungen
- Entzündliche Darmerkrankungen

Kontraindikationen ☞ 6.3

Absolute Kontraindikationen

- Schwangerschaft
- Während der **Menstruation**
- Bei **Anfallsleiden** (Epilepsie) wegen der Gefahr einer Hyperventilation (beschleunigte und vertiefte Atmung), die Anfälle auslösen könnte
- Bei Zustand nach **Darmverschluß** (Ileus)
- Divertikulose des Darmes
- **Bauchaortenaneurysma** oder nach dessen operativer Behandlung
- Massive **arteriosklerotische Veränderungen** (meist im Rahmen von Stoffwechselstörungen wie Diabetes mellitus etc.)
- Entzündliche Darmerkrankungen (Colitis ulcerosa, Morbus Crohn)

- Verwachsungen
- Veränderungen nach Bestrahlung
- Strahlenzystitis, Strahlenkolitis
- Tiefe Beckenvenenthrombose.

- Starke **Verwachsungen im Bauchraum** als Folge operativer Eingriffe
- Veränderungen von Bauch- und/oder Unterbauchregion nach **strahlentherapeutischer Behandlung**
- Strahlenzystitis, Strahlenkolitis
- Zustand nach tiefer Beckenvenenthrombose.

! Merke

Die Bauchtiefdrainage darf niemals Schmerzen bereiten. Die Dosierung richtet sich deshalb stets nach dem Empfinden des Patienten.

Mögliche Indikationen

- Ödeme bei venösen Stauungen
- Primäre und sekundäre Bein- oder Genitalödeme
- Sekundäre Armlymphödeme
- Lipödeme
- Lymphostatische Enteropathie.

Bestandteil der Behandlung von

- Ödemen infolge von venösen Stauungen (bei Miterkrankung der zugehörigen Lymphgefäße)
- primären und sekundären Bein- und Genitallymphödemen
- sekundären Armlymphödemen, zumeist nach beidseitiger Mastektomie
- Lipödeme (☞ 6.1)
- lymphostatischer Enteropathie (Darmlymphödem).

Vorbereitung

Ausgangsstellung

Der Patient befindet sich in Rückenlage, der Therapeut steht seitlich. Um die Bauchdecke zu entspannen, werden

- das Kopfteil der Behandlungsbank hochgestellt
- die Beine hochgelagert oder aufgestellt
- die Arme neben dem Körper abgelegt.

Behandlungsgebiet

Als besonders empfindliche Abschnitte spart man die Magengegend (Epigastrium) und die Blasenregion aus. Außerdem arbeitet man stets im Dickdarmverlauf, um Irritationen zu vermeiden.

! Merke

Während der Behandlung darf **keine beschleunigte Atmung** (Tachypnoe) auftreten.

Vorbehandlung

Hals.

Griffreihenfolge

Effleurage

Bei der Einatmung Streichung vom Schambein zum Brustbein ausführen, in der Ausatmungsphase über den Rippenbogen und den Beckenkamm zurück zum Schambein streichen.

Danach führt man mit flacher Hand leichte kreisende Streichungen über dem Plexus solaris aus.

»Abgewandelte Kolonbehandlung«

Es folgen Streichungen im Dickdarmverlauf.

Die kaudale Hand liegt auf dem absteigenden Dickdarmabschnitt, die kraniale unterstützt die Supinationsbewegung der arbeitenden Hand (»Hand auf Hand«).

Man gibt dabei Schub zur Cisterna chyli.

Als nächstes arbeitet man »Hand auf Hand« auf dem aufsteigenden Teil des Dickdarmes.

Über dem querverlaufenden Dickdarm übt man mit leicht beschwerter Hand vorsichtigen Druck in die Tiefe aus.

Auch hier verläuft der Schub zur Cisterna chyli.

Mit beschwerter Hand vorsichtigen Druck in die Tiefe geben, langsam im Verlauf des absteigenden Dickdarmanteils fortschreiten.

Ebenso dem aufsteigenden Anteil des Dickdarmes folgen, alternativ auch wechselweise mit den Daumen (oder der Kleinfingerkante) arbeiten.

An der rechten Kolonflexur beginnend im Verlauf des querverlaufenden Dickdarmanteiles vorsichtigen Druck in die Tiefe setzen.

Man arbeitet immer mit Schub in Richtung Cisterna chyli.

»7er-Griff«

Diese Griffe der Bauchtiefdrainage werden an neun verschiedenen Punkten der Bauchdecke ausgeführt (☞ Abb. 9.1). Man verweilt dabei zwischen ein und drei Atmungsphasen auf jedem der Punkte.

Mit der Atmung koordinierte Intensivgriffe

Ausatmung

Mit einer einschleichenden spiralförmigen Bewegung in Richtung Cisterna chyli sanften Druck in die Tiefe geben.

Einatmung

Zunächst leichten Widerstand mit der Hand geben. Im weiteren Verlauf der Einatmung nachgeben und die Atmungsbewegung zulassen.

Abschlußeffleurage.

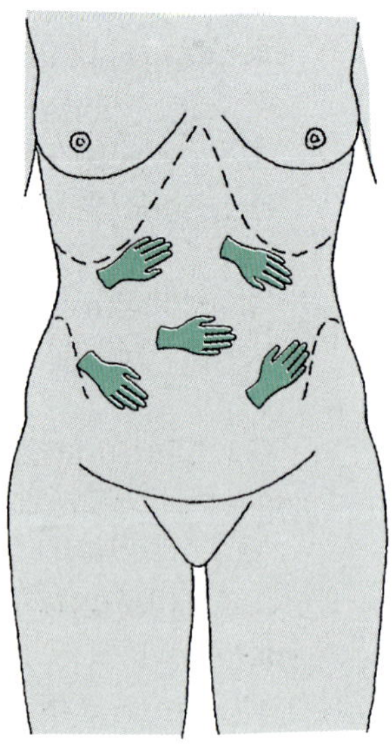

Abb. 9.1
Die Bauchtiefdrainage
[C 155]

9.2 Ersatzgriffe für die Bauchtiefdrainage

Diese Ersatzgriffe werden angewendet, wenn Kontraindikationen für die »klassische« Bauchtiefdrainage (☞ 9.1) vorliegen.

Griffreihenfolge

»Quadratus-lumborum-Griff« (nach VODDER)

Ausgangsstellung
Der Patient befindet sich in Bauchlage,
der Therapeut steht seitlich vom Patienten.

Mit 1–2 Fingern Zug zwischen letzter Rippe und Beckenkamm in Richtung Cisterna chyli ausüben.

Kontaktatmung

Ausgangsstellung
Der Patient befindet sich in Rückenlage,
der Therapeut steht seitlich vom Patienten.

Beide Hände auf den Bauch des Patienten legen und ihn »bewußt in den Bauch atmen lassen«.

Zusätzlich in der Einatmungsphase einen leichten Widerstand setzen (**keinen** Druck in die Tiefe ausüben).

Die Atmung mit sog. »Packegriffen« in den Bauchraum lenken.

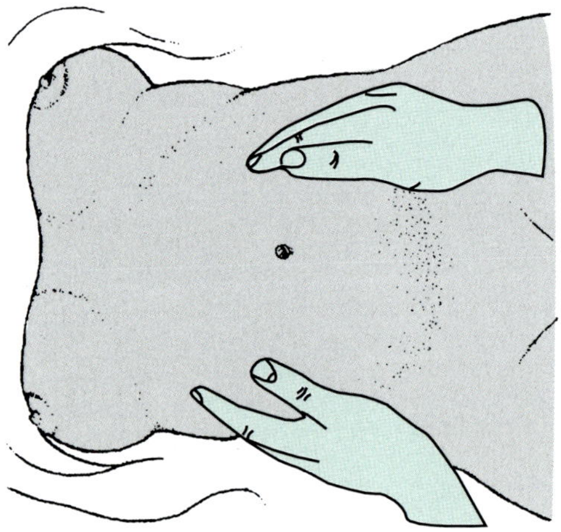

Abb. 9.2
Kontaktatmung
[M 122]

10 Die Behandlung der Leistenlymphknoten und ihrer Tributargebiete

Die oberflächlichen Leistenlymphknoten werden zumeist in zwei Gruppen eingeteilt. Das sog. »**Leistenlymphknoten-T**« wird gebildet aus

- einer oberen Gruppe, die parallel zum Leistenband nahezu horizontal verläuft und
- einer unteren vertikalen Gruppe, die im inneren Oberschenkeldreieck (Trigonum femorale mediale) gelegen ist.

Beide Gruppen entleeren sich gemeinsam zu den Lnn. iliacales hin.

! Merke

Eine exakte Zuordnung der Einzugsgebiete dieser Lymphknotengruppen ist nicht immer möglich, da die Kollektoren eines Sammelgebietes auch zu mehreren Knotengruppen führen können. Auch sind die Lymphknoten noch untereinander durch Lymphgefäße vernetzt.

10.1 Die Behandlung der Leistenlymphknoten

Behandlungsgebiet

Als einfach zu tastende Leitstruktur dient die Arteria femoralis. Der Pulsschlag dient als »Orientierungshilfe« für die Schubrichtung bei der Behandlung der Leistenlymphknoten, da ein Großteil der efferenten Lymphgefäße zusammen mit der Arteria femoralis in der Lacuna vasorum unter dem Leistenband hindurchzieht.

Es gelten die allgemeinen Kontraindikationen.

Kontraindikationen ☞ 6.3

Mögliche Indikationen

- Bestandteil der Bauchdeckenbehandlung
- Lokale Lymphabflußstörungen.

- Bestandteil einer Bauchdeckenbehandlung (☞ 10.2) und/oder Beinbehandlung
- Lokale Lymphabflußstörungen nach Verletzungen oder Traumen.

Vorbereitung

Ausgangsstellung

Der Patient befindet sich in Rückenlage, der Therapeut steht seitlich vom Patienten.

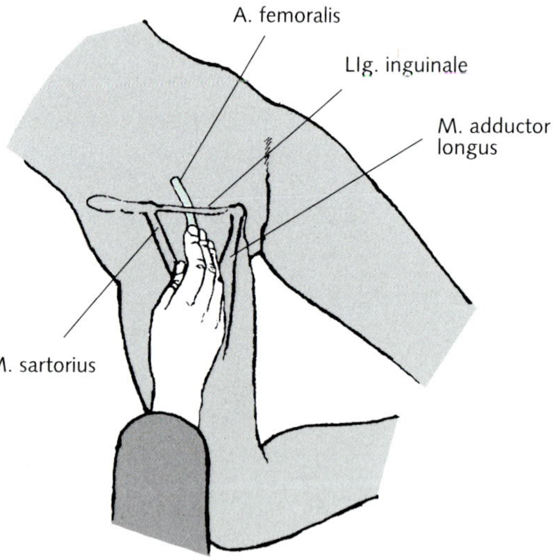

Abb. 10.1
Die A. femoralis als Orientierungshilfe bei der Behandlung der Leistenlymphknoten [M 122]

! Merke

Bei der Behandlung der Lnn. inguinales arbeitet man immer mit Schub in Richtung Lacuna vasorum.

Griffreihenfolge

Von lateral

Stehende Kreise mit flächig aufgelegten Händen durchführen.

Die Hände liegen parallel zur Längsachse des Beines, die Fingerbeeren befinden sich etwa auf dem Leistenband.

Von medial

Stehende Kreise mit flächig aufgelegten Händen durchführen.

Der Oberschenkel wird dabei leicht in Abduktion und Außenrotation gelagert, um weit in den Schritt hineinarbeiten zu können. Die Hände liegen parallel zur Längsachse des Beines; die Fingerbeeren liegen etwa auf dem Leistenband.

Von ventro-medial

Stehende Kreise ausführen.

Beide Hände liegen etwa parallel zum Leistenband flächig auf dem Trigonum femorale mediale. So wird auch das ventro-mediale Lymphgefäßbündel des Beines erreicht.

10.2 Die Bauchdeckenbehandlung

Behandlung des unteren Rumpfterritoriums von ventral

Es gelten die allgemeinen Kontraindikationen.

Kontraindikationen

☞ 6.3

- Bestandteil der Behandlung einseitiger Beinlymphödeme
- Lokale Lymphabflußstörungen.

Mögliche Indikationen

- Bestandteil der Behandlung einseitiger Beinlymphödeme (Vorbehandlung der gesunden gegenüberliegenden Seite)
- Lokale Lymphabflußstörungen nach Verletzungen oder Traumen.

Vorbereitung

Ausgangsstellung

Der Patient befindet sich in Rückenlage,
der Therapeut steht seitlich vom Patienten.

Vorbehandlung

Hals, Bauchtiefdrainage, Leistenlymphknoten.

Leiste

Griffreihenfolge

Stehende Kreise auf der Bauchdecke

Mit flächig aufgelegten Händen ausführen.

Entsprechend dem sternförmigen Verlauf der oberflächlichen Lymphgefäße in mehreren Ansätzen arbeiten.

Dabei jeweils Schub in Richtung Lacuna vasorum ausüben.

10.3 Die Behandlung der Lendenregion

Behandlungsgebiet

Zur Lendenregion zählen der dorsale Anteil des unteren Rumpfterritoriums sowie die Gesäßanteile der dorsomedialen und dorsolateralen Oberschenkelterritorien.

Es gelten die allgemeinen Kontraindikationen.

Kontraindikationen ☞ 6.3

Mögliche Indikationen

- Lipödeme
- Bestandteil der Behandlung einseitiger Beinlymphödeme.

- Lipödeme (☞ 6.1)
- Bestandteil der Behandlung einseitiger Beinlymphödeme (Vorbehandlung der gesunden gegenüberliegenden Seite).

Vorbereitung

Ausgangsstellung

Der Patient befindet sich in Bauchlage,
der Therapeut steht seitlich vom Patienten.

Vorbehandlung

Hals, Bauchtiefdrainage, Leistenlymphknoten.

Griffreihenfolge

Effleurage

Streichung vom Kreuzbein zur Flanke durchführen.

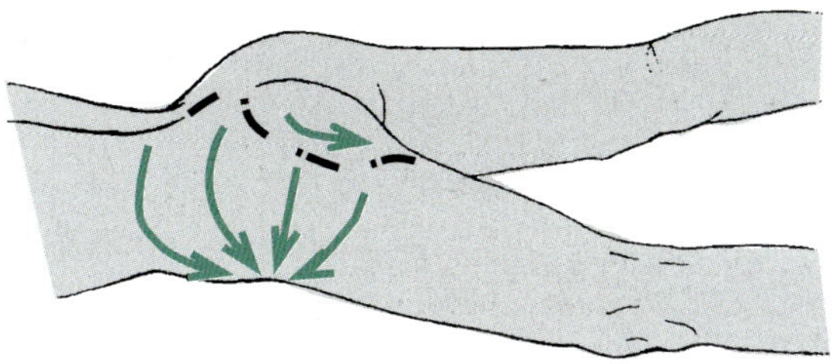

Abb. 10.2
Die Lendenbehandlung
[M 122]

Stehende Kreise an der Flanke

Mit Schub zu den Leistenlymphknoten arbeiten.

Drehgriffe

Wechselweise von den Dornfortsätzen der Lendenwirbelsäule zur Flanke hin arbeiten (Teil des unteren Rumpfterritoriums).

Stehende Kreise in drei Bahnen

Von der Flanke **stehende Kreise** entlang des Beckenkammes ausführen.

Dabei Schub zu den Leistenlymphknoten ausüben (sog. »7er-Griff« nach VODDER).

Mediales Oberschenkelterritorium

Jeweils mehrere Ansätze im Bereich des äußeren Oberschenkelterritoriums durchführen (Gesäßanteil lateral der sog. »Hosenbodenwasserscheide« nach VODDER).

Dabei mit Schub in Richtung Leistenlymphknoten arbeiten.

Behandlung des Gesäßanteils medial der sog. »Hosenbodenwasserscheide«.

Mit Schub zum medialen Anteil der Leistenlymphknoten arbeiten.

Paravertebralbehandlung

Stehende Kreise mit federndem Druck in die Tiefe ausführen.

Nacharbeiten

Nach Befund.
Abschlußeffleurage.

10.4 Die Beinbehandlung

Es gelten die allgemeinen Kontraindikationen.

- Akute Beinvenenerkrankungen
- Pilzerkrankungen.

Kontraindikationen ☞ 6.3

Absolute Kontraindikationen

Bei **akuten Beinvenenerkrankungen** ist eine Beinbehandlung **kontraindiziert.**

Im Falle von **Pilzerkrankungen** im Fußbereich wird zunächst eine entsprechende Behandlung durchgeführt.

- Traumatische Ödeme im Fußbereich
- Ödeme bei chronischen venösen Stauungen.

Mögliche Indikationen

- Traumatische Ödeme im Fußbereich, häufig z.B. nach Inversions- oder Supinationstrauma (»Umknicken«) im Sprunggelenk
- Ödeme bei chronischen venösen Stauungen.

Vorbereitung

Ausgangsstellung

Der Patient befindet sich in Rückenlage,
der Therapeut steht seitlich vom Patienten.

Vorbehandlung

Hals, Bauchtiefdrainage.

Griffreihenfolge

Effleurage

In Abflußrichtung.

Leistenlymphknoten

Behandlung in 3 Ansätzen.

Oberschenkelbehandlung

Stehende Kreise, auch wechselweise, auf dem ventro-medialen Bündel durchführen.

Pumpgriffe wechselweise ventral und ventro-medial anwenden.

Pumpgriffe und **stehende Kreise** (sog. »Pumpen und Weiterschieben« nach VODDER) ventral und lateral am Oberschenkel ausführen.

Dabei jeweils mit Schub zu den Leistenlymphknoten arbeiten.

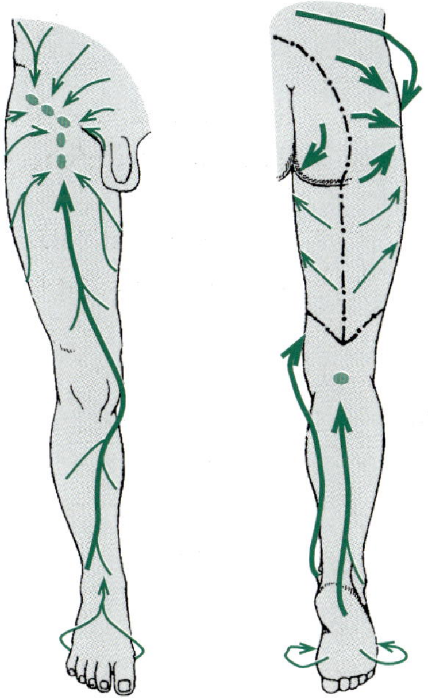

Abb. 10.3
Die Beinbehandlung. Ansicht von ventral und dorsal [C 155]

Kniebehandlung

Pumpgriffe über die Patella durchführen.

Stehende Kreise medial am Knie setzen.

Die Kniekehlenlymphknoten (Lnn. poplitei) mit **stehenden Kreisen** behandeln.
Stehende Kreise unterhalb des Pes anserinus durchführen.

Unterschenkelbehandlung

- Bei aufgestelltem Bein **Schöpfgriffe** mit beiden Händen. Falls das Bein nicht aufgestellt werden kann, können auch **stehende Kreise** angewendet werden.
- **Schöpfgriffe** an der Wade mit einer Hand. Die andere Hand arbeitet mit **Pumpgriffen** über dem M. tibialis anterior.
- **Stehende Kreise** unterhalb der Malleolen und entlang der Achillessehne.

Fußbehandlung

- **Stehende Kreise** dorsal über dem oberen Sprunggelenk (sog. »malleolärer Flaschenhals« nach Kubik), auch mit passiven Bewegungen kombiniert.

- **Stehende Kreise** auf dem Fußrücken. erst 2 Teile
- **Ödemgriff** (☞ 6.1) am Vorfuß. Der Vorfuß wird dabei ringförmig umfaßt und das Ödem ganz langsam nach proximal verschoben (sog. »Lymphsee« nach VODDER).
- Zehenbehandlung: **Stehende Kreise** mit den Fingerbeeren. auch versetzt seitlich + oben/unten

Nacharbeiten

Nach Befund.

Abschlußeffleurage.

11 Komplexe Physikalische Entstauungstherapie – KPE

Die manuelle Lymphdrainage ist nur ein Bestandteil des **2-Phasen-Therapiekonzepts** der KPE, da eine isoliert durchgeführte ML nicht zur Behandlung eines Lymphödems geeignet ist. Mindestens ebenso wichtig sind:

- eine begleitende Kompressionstherapie (s.u.),
- hautpflegerische Maßnahmen,
- entstauende Bewegungsübungen,
- eine weiterführende physiotherapeutische Behandlung.

Während der intensiven **Phase I** wird täglich behandelt und jeweils mit täglich neu angelegten Kompressionsbandagen komprimiert. Insbesondere bei fortgeschrittenen Lymphödemformen wird diese Phase oft stationär ausgeführt. Während der Phase I erlernen die Patienten auch die Selbstbandage, die ein wichtiger Teil der Selbstbehandlungsmaßnahmen in der nachfolgenden Phase II ist. Sich selber bandagieren können, macht die Patienten unabhängig und fördert ihre Eigenverantwortlichkeit.

In der **Phase II** wird mit maßangefertigten Kompressionsstrümpfen (bei Bedarf auch zusätzlich mit Bandagen) komprimiert und so das Ergebnis der entstauenden ersten Therapiephase erhalten und eventuell verbessert. Die ML muß in dieser Phase meist nur noch 1–2 mal wöchentlich durchgeführt werden.

Wirkungsweise der Kompressionstherapie

Senken des effektiv ultrafiltrierenden Druckes

Der Kompressionsdruck erhöht den Gewebedruck. Ein gestörtes STARLING-Gleichgewicht wird günstig beeinflußt, da der effektive ultrafiltrierende Druck sinkt und so die Menge des Ultrafiltrates reduziert wird.

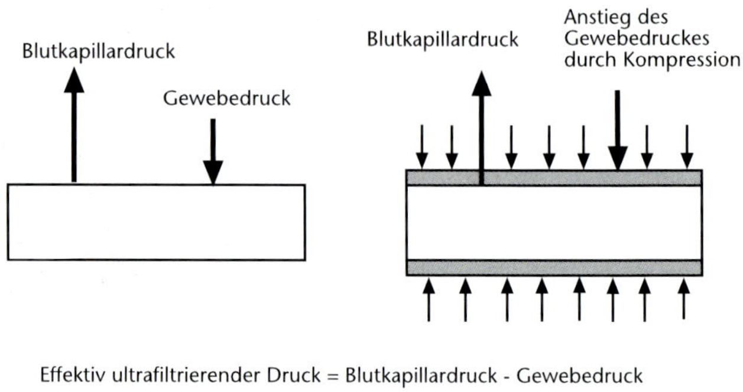

Abb. 11.1 Auswirkungen des Bandagedrucks auf den effektiv ultrafiltrierenden Druck [M 122]

Beschleunigung und Steigerung des venös-lymphatischen Abstroms

Die Lumeneinengung der Gefäße führt zu einer Strömungsbeschleunigung. Allein ein Kompressionsverband, also ohne zusätzliche Bewegung, steigert die venöse Strömungsgeschwindigkeit bereits um das 1,5fache, ein speziell für die Thromboseprophylaxe wichtiger Effekt. Aber auch das Lymphzeitvolumen erhöht sich unter Kompression.

Das Lumen dilatierter Venenabschnitte mit insuffizienten Klappen wird eingeengt und die Klappen damit teilweise wieder suffizient (dieser Mechanismus ist auch bei ausgeweiteten Lymphgefäßen vorstellbar, dort bislang aber nicht nachgewiesen worden).

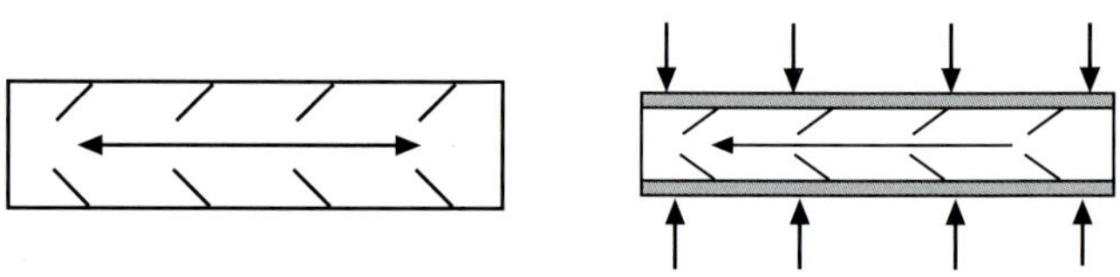

Abb. 11.2 Verkleinerung des Gefäßdurchmessers unter Kompression [M 122]

Verbesserung der Funktion der Muskelpumpen

Nach bereits stattgefundener Entödematisierung ist die Haut schlaff, da sie ihre elastischen Rückstellkräfte verloren hat.

Dementsprechend steigt natürlich die Compliance (Dehnbarkeit). Erst durch die Kompressionsbandage (oder den Kompressionsstrumpf) wird den Muskelpumpen wieder das notwendige Widerlager gegeben und die Effizienz der rückstromfördernden Muskelarbeit damit gesteigert.

Bei der »muskulären Systole der Wade« kommt es unter Kompression zu einem Anstieg der »Auswurffraktion« und damit zur Abnahme des »venösen pooling«. Der während der »muskulären Diastole« entstehende Druckabfall wird größer, der Druck in den Wadenvenen kann sogar negativ werden. Da der Druck in den oberflächigen (epifaszialen) Venen nun höher ist, wird das Blut über die Vv. perforantes in die Tiefe gesaugt und insgesamt der Druck im venösen System gesenkt.

Auch der aktive Lymphtransport in den Kollektoren (Lymphangiomotorik) wird günstig beeinflusst.

Konservierung des Behandlungserfolges

Durch ML oder Lagerung verschobene Flüssigkeit wird am Zurücklaufen gehindert. Die Bandage konserviert also den Behandlungserfolg.

Vergrößerung der Reabsorptionsfläche

Vor allem bei der Behandlung kleinerer lokaler Lymphabflußstörungen (z.B. posttraumatische Ödeme, Hämatom) wird das Ödem durch die Kompression verteilt und damit die Reabsorptionsfläche vergrößert.

Lockerung fibrotisch veränderten Gewebes

Bei Kompressionsbandagen kann durch Einlegen von Schaumstoffpolstern eine Lockerung lymphstaubedingter Gewebeverhärtungen (lymphostatische Fibrosen) erreicht werden.

Abbildungsverzeichnis

Die eckigen Klammern am Ende des Legendentextes unter den Abbildungen verweisen auf die verwendete Abbildungsquelle:

C155	Földi/Kubik (Hrsg.), Lehrbuch der Lymphologie, 3. Auflage 1993, Gustav Fischer Verlag
C 157	Földi/Földi, Das Lymphödem; 6. Auflage, 1993, Gustav Fischer Verlag
L 157	Susanne Adler, Lübeck
L 190	Gerda Raichle, Ulm
M 122	Dr. med. Roman Strößenreuther, München
M 124	Prof. Dr. med. Stefan Kubik, Zürich
M 150	Prof. Prof. h.c. Dr. Michael Földi, Hinterzarten
T 127	Prof. Dr. P. C. Scriba, München

Index

A

Ankerfilamente **31,** 55, 63

B

Bauchtiefbehandlung 85
Behandlung
- Arm 81
- Bauch 85
- Brust 77
- Gesicht 72
- Hals 67
- Hand 83
- Hinterhaupt 70
- Leiste 91
- Lendenregion 94
- Mundinnenraum 75
- Nacken 70
- Rücken 79
- Schulterregion 67

Blutkapillardruck **23,** 52
Blutkapillare
- arterieller Schenkel 23, 25
- venöser Schenkel 23, 26

Bruttoultrafiltrat 26
Bypass 11

C

Chylus 6
Cisterna chyli **6**

D

Diffusion **19,** 28
- behinderte 20

Drehgriff 59
Ductus lymphaticus dexter **6**
Ductus thoracicus 4, **5,** 6
- Abschnitte 6
- Durchmesser 6

E

Effektiver resorbierender Druck **24,** 44
Effektiver ultrafiltrierender Druck **23,** 44
Eiweißlast
- lymphpflichtige **29,** 44

Eiweißmoleküle 21, 24
- Austritt 28
- Rücktransport 29
- Vehikelfunktion 28
- Wasserbindung 21
- Zirkulation 28

Entspannungsphase 59

Entzündung 28, 44
  im Gesichtsbereich 72
  in der Mundhöhle 75

F

Flüssigkeitsaustausch 19, 21
FRANK-STARLING-Mechanismus **39**, 57
funktionelle Reserve 40

G

Gewebedruck **23**, 26, 27, 35
Gewebsflüssigkeit 19
  Eiweißkonzentration 33
Grundgriffe 59

H

Händewaschen 81
Herzinsuffizienz 64
Hilus 9
Hyperämie 44
  aktive 42, 44
  passive **41**, 52
Hypoproteinämie 25

I

Insuffizienz
  dynamische 48
  hämodynamische 52
  Hochvolumeninsuffizienz **47**
  Klappeninsuffizienz 48
  mechanische 49
  Niedrigvolumeninsuffizienz 49
  Sicherheitsventilinsuffizienz 49, 51
  Wandinsuffizienz 49
Interkostalbehandlung 80
interstitieller Druck **23**
interstitielle Flüssigkeit 19
Interstitium 19

K

Klappen **4**
  insuffizienz 48
Kollektor 3, **4**, 12
  Aufbau 4
  Eingeweide- 5
  oberflächiger 4
  tiefer 5
Kolloid 21
Kolloidosmose 21
kolloidosmotischer Druck 21
  im Blut 24, 27
  im Gewebe 27
  im Interstitium 24
Kolonbehandlung 87
komplexe physikalische Entstauungs-
  therapie 1
Kompressionstherapie 99
Kontaktatmung 89
Kontraindikationen
  absolute 64
Konzentration
  Ausgleich 19
  Gefälle 19, 29
Krampfadern 61

L

lange Reise 74
Lipödem 61
Lüftungsmechanismus 68

Lymphangiomotorik 38
  unter Massage 56
Lymphangion 4, 38
  Kontraktion 38
Lymphbildung 31
  erhöhte 39
  unter Massage 55
  Mechanismen 35
Lymphe 19
  afferente 41
  efferente 41
  Eiweißkonzentration 33
  pränodale 33
Lymphgefäß
  ableitendes 9
  initiales, s. Lymphkapillare 3
  Schädigung 48
  zuführendes 9
Lymphgefäßsystem
  als Zirkulationsorgan 29
  Anatomie 1
  Aufgabe 1, 29
  funktionelle Reserve 40
  Hypertrophie 48
  insuffizientes 47
  Sicherheitsventilfunktion **42**
  Transportkapazität **40**
Lymphkapillare **3,** 31, 36
  Aufbau 31
  Durchmesser 3
  Einlaßventile 32
  Entleerungsphase 33, 55
  Füllungsphase 31, 55
  Funktion 31
Lymphknoten 2, **8,** 41
  Aufbau 8
  Bezeichnung 9
  Funktion 8
  Lage 9
  palpierbar 9
  regionär 10
  Sammellymphknoten 10
  schmerzhaft 10
  vergrößert 9
Lymphödem, s. Ödem 51
Lymphohypertension 48
Lymphozyten
  unter Massage 58
Lymphregion 10
Lymphstamm 3, **5**
Lymphterritorium 12
Lymphtransport
  gestörter 51
  unter Massage 56, 58
Lymphzeitvolumen **39**
  erhöhtes 43
  unter Massage 55

M

Makrophagen 41
manuelle Lymphdrainage 1
  Ausbildung 65
  Durchführung 61
  Griffe 59
  Griffreihenfolge 65
  Indikationen 65
  Intensität 63
  Kontraindiaktionen 63
  Vorbehandlung 62
  Ziel 1
Metastasen 11
Morbus SUDECK 81
Muskelzellen 4

N

Nackendreieck 69, 72
Nettoultrafiltrat **26**
  erhöhtes 25, 27

O

Ödem 26, 42
kardiales 64
malignes 64
Ödemgriff 60
Osmose **20**
osmotischer Druck **20**

P

Paravertebralbehandlung 72, 80, 95
»Parotis-Gabelgriff« 69
Perforansgefäße 5
permeabel 19
postkapillare Venole 23
präkapillare Arteriolen 23, 36
Präkollektor 3, **4,** 33
prälymphatische Kanäle **3,** 12, 55, 61
Pumpen und Weiterschieben 82
Pumpgriff 59
»Pyramide« 71

Q

Quadratus-lumborum-Griff 89

R

Rechtsherzinsuffizienz 52
Resorption **24**
im Lymphknoten 41
verminderte 44
Rumpfquadranten 5, 12

S

Schöpfgriff 59
schwingende Zipfel **31**
semipermeabel 20
STARLING **25**
Gleichgewicht **25,** 26, 29, 42
Stehender Kreis 59
Strömungswiderstand 61

T

Terminusbehandlung 57, 68
Transportkapazität 47, 48, 51
Tributargebiet **10**
Truncus (gastro-) intestinalis 5, **6**
Truncus bronchomediastinalis 6
Truncus jugularis 6
Truncus lumbalis dexter, sinister 5
Truncus lymphaticus 5
Truncus subclavius 6

U

Ultrafiltration **21,** 23
Blutkapillare 22
im Lymphknoten 41
verstärkte 42, 44

V

Vasomotion 36
Venenwinkel **7**
linker, rechter 7
Vorbehandlung, proximale 62

W

Wasserlast **26**
lymphpflichtige 14, 26, 43, 44
Wasserscheide
Hosenbodenwasserscheide 95
lymphatische **12,** 69
Wasserstrahlpumpeneffekt 68